整腸だけじゃない!
知らなかった乳酸菌の力

菌活で病気の9割は防げる

監修

理化学研究所
特別招聘研究員
辨《べん》野《の》義《よし》己《み》

はじめに

はじめまして、
独立行政法人理化学研究所
イノベーション推進センター
特別招聘研究員の辨野《べんの》義己《よしみ》と申します。
突然ですが、あなたは**「乳酸菌」**について
どのくらい知っていますか？

乳酸菌が
体にどのような効果をもたらすのか、
みなさんもよく知っているかと思います。
しかし、乳酸菌は免疫力向上や
アレルギー症の軽減だけでなく、
さらには大腸がんの予防にまで
効果が期待されています。

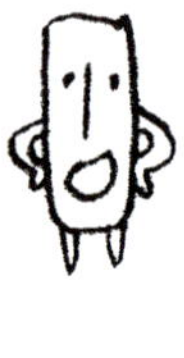

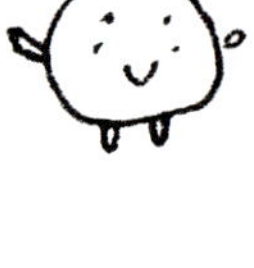

実は、まだまだみなさんの知らない
乳酸菌の効果がたくさんあるんですね。

近年、食生活において、
体に良い菌が入った食材を取り入れる
「菌活」というものが増えてきており、
「菌」に対する注目が高まってきています。
これはとても良い傾向です。
本書では、乳酸菌に期待される効果を
知識として紹介するだけでなく、
食べて健康になるといった
内容も盛り込んでいます。
ぜひ、「菌活」にチャレンジしてください。

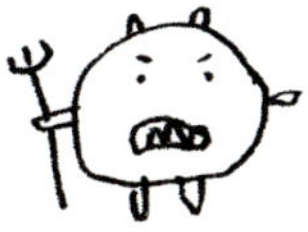

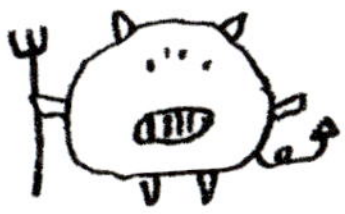

目次

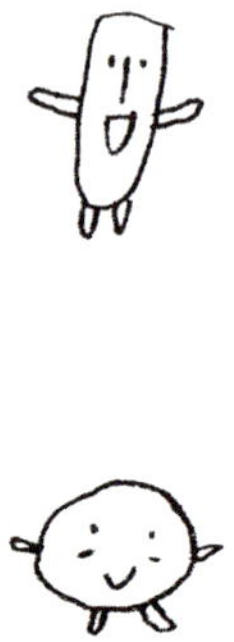

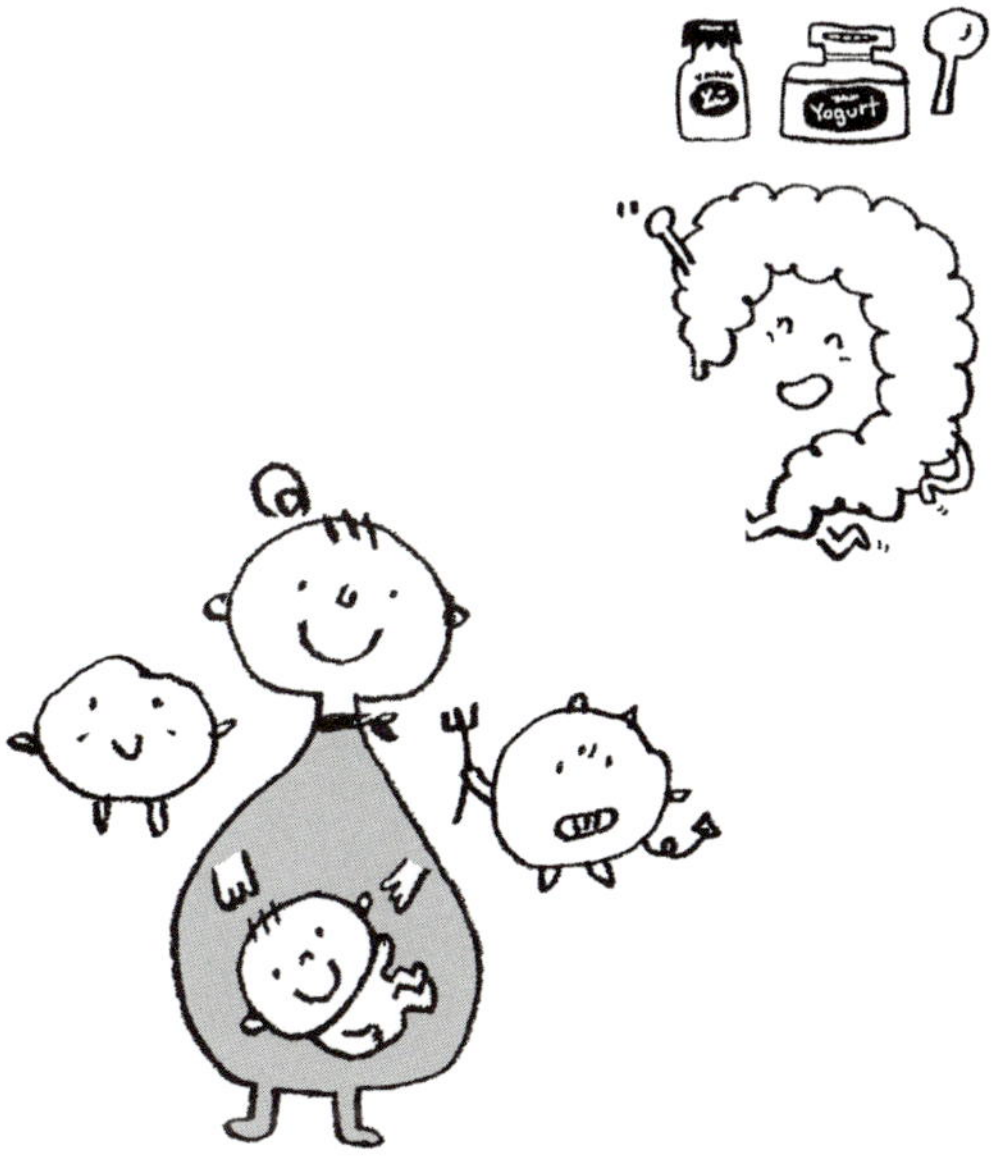
Yogurt

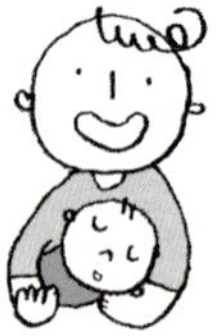

第1章

知っているようで、実は知らない腸と乳酸菌の関係

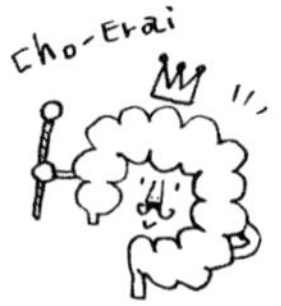

乳酸菌と腸には密接な関係があることは
知っていますか？　自分の体なのに
意外と知らない腸のこと、そして、
乳酸菌が腸でどんな働きをするかを学びましょう。

腸は脳よりスゴイ⁉ 21世紀は腸の時代

今まで知られていなかった力が どんどん明らかになってきた！

21世紀は、まさに「腸の時代」であるといえます。それは、これまでわからなかった腸の秘密がようやく解明され、その重要性が知られるようになってきたからです。30〜40年前までは、「大腸の研究なんかしても大きな成果は得られないだろう」と多くの研究者が考えていました。しかし、今は違います。単に大便を形成するだけにとどまらない大腸の働きが次々と発見され、一躍「注目の臓器」となったのです。

さかのぼること19世紀後半、エールリッヒというオーストリアの小児科医が、大腸菌や腸球菌を発見しました。ところが、その後の研究は難航します。腸内細菌の多くは嫌《けん》気《き》性《せい》といって、酸素があると生きられない性質を持っています。１９５０年代に嫌気性培養という酸素のない条件で培養できる技術が生まれるまで、研究は進みませんでした。そのため、腸内細菌が肥満と糖尿病に関係しているとわかったのは、それから50年以上経った２００５年頃のことでした。

それからわずか5年後の２０１０年、「脳のルーツは腸である」「脳の機能は腸がコントロールしている」ということがいわれはじめたのです。このように21世紀に入り、腸の研究はめまぐるしいスピードで進んでいます。

腸が脳よりすごいなんて、みなさんは考えたことがありますか？ しかし、明らかになってきた腸のもつすごい力を知れば、きっと納得できるはずです。

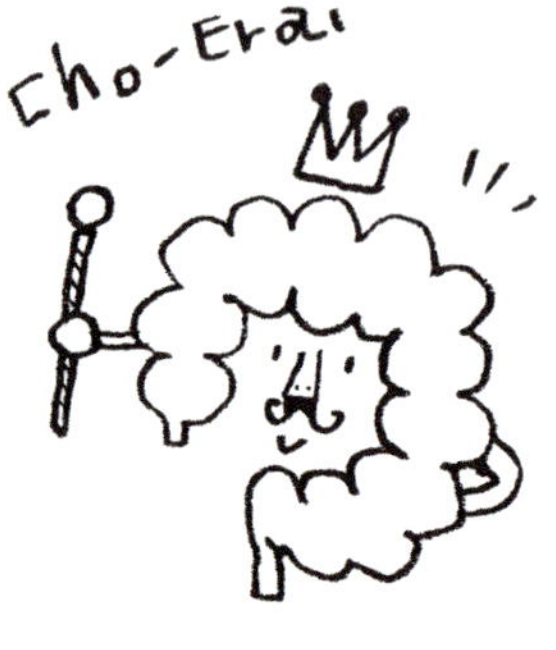

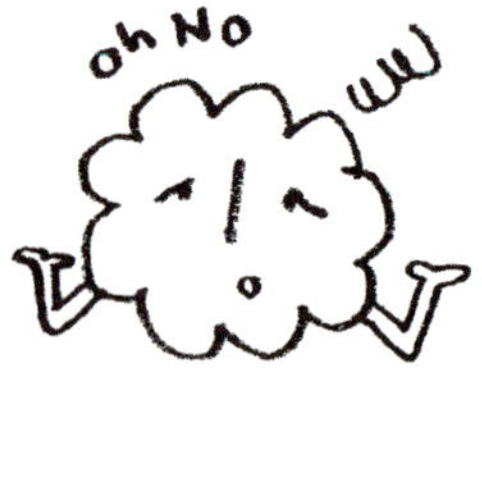

大腸と小腸の働きの違いを知っておこう

私たちが食べたものは、食道と胃を通り、腸に入ります。腸には小腸と大腸があり、その働きはまったく異なるものです。

小腸は、食べたものを消化吸収する臓器で、十二指腸《じゅうにしちょう》、空腸《くうちょう》、回腸《かいちょう》の3つに分けられます。もしも小腸に病気があれば人は生きていけません。「小腸がん」という言葉を聞いたことはありませんよね？　小腸の粘膜は、3日に一回生まれ変わっています。そのため、とても病気が少ないのです。小腸が働かなければ、栄養を吸収することができず、ヒトはすぐに死んでしまうのです。

大腸は、栄養を吸収したあとの残りカスから大便を形成する臓器です。盲腸、上行結腸《じょうこうけっちょう》、横行結腸《おうこうけっちょう》、下行結《かこうけっ》腸《ちょう》、S字結腸、直腸に分けられます。形成された大便は、S字結腸にたまり、直腸を通って排泄されます。

腸は、小腸と大腸の連携プレーにより、栄養を吸収して排出するという生命維持に欠かせない働きを担っているのです。

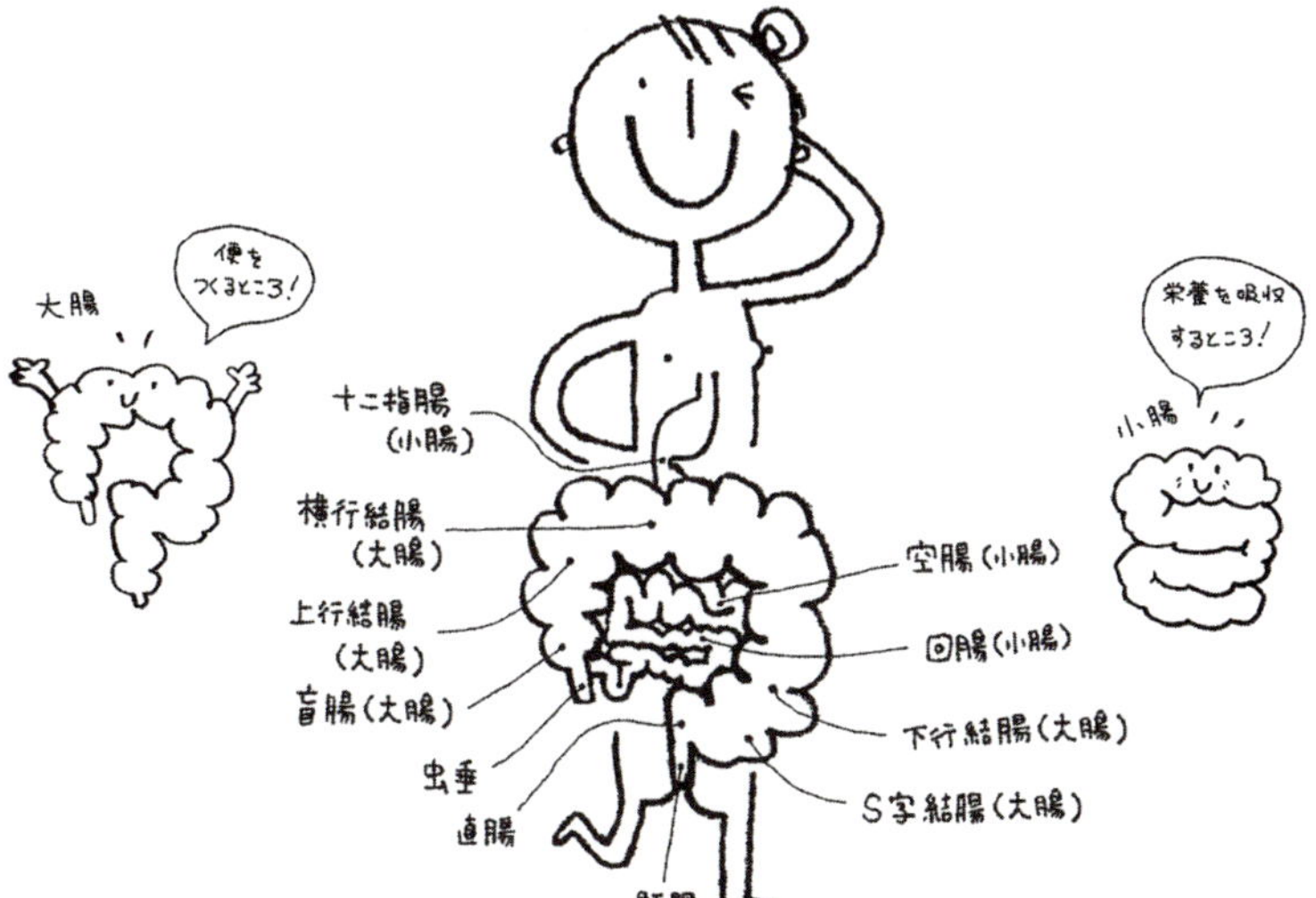

腸と健康の切っても切れない関係

腸内で何が起きている⁉ 「発酵」と「腐敗」の違いとは

ヒトは、納豆やチーズなどの発酵食品をよく食べます。しかし、腐敗した食べものは食べることができません。万イチ食べてしまったら、下痢や嘔吐などが起こり、体に支障をきたしてしまいます。食べものに起こる「発酵」と「腐敗」。わかりやすくいうと、体に良いのが「発酵」で、悪いのが「腐敗」といえるでしょう。似ているようで大きく違うこの2つの現象。実は、大腸の中でも同じことが起こっているのです。

食べたものが大腸を通るとき、腸内細菌の働きで「発酵」と「腐敗」のどちらかが起こります。どちらが起こるかは、腸内環境次第。腸内環境が整っていて、腸が順調に働いていれば「発酵」が、腸の働きが悪ければ「腐敗」が起こります。あとでくわしく述べますが、その働きを司っているのが、腸内の住人、腸内細菌なのです。

腸は健康の発信源！ 腸内環境が全身に与える影響

では、大腸内で起こる「発酵」や「腐敗」は、体にどんな影響を与えるのでしょうか。それは、腸内で細菌が作った物質が腸壁《ちょうへき》から吸収され、体中を巡ることを考えればわかります。「発酵」が起こっていれば、腸は必要な栄養を吸収することができます。また、腸のもつ免疫システムが順調に働くことで、外から入ってくる病原菌や有害物質をシャットアウトできるのです。そのため、病気になりにくくなります。しかし、「腐敗」が起こっていると、有害物質が腸壁から吸収されて体に悪影響を及ぼします。そのため、さまざまな病気の原因となってしまうのです。たとえば、その影響が肌に表れれば、肌が荒れる、といったイメージです。「発酵」と「腐敗」が体に及ぼす影響を考えれば、大腸の働きによって、健康や美容が大きく左右されていることがわかります。

便は健康のバロメーター
あなたの便の状態はどっち？

では、自分の体の中で「発酵」と「腐敗」のどちらが起こっているのか、それは、便を見ればわかります。

「発酵」が起こっているときの便は、あまり臭くないのです。これは、腸内環境が整っており、腸内が酸性に傾いていることを示します。この場合、便はほどよい水分量で、スムーズに排泄され、形はバナナ型です。

「腐敗」が起こっているときの便は、黒っぽい色をしています。これは、腸内がアルカリ性に傾いていることを示しており、濃ければ濃いほど「腐敗」が進んでいるといえます。形は硬すぎてコロコロになったり、水分が多すぎて水っぽくなったりします。アンモニアや硫化水素など、悪臭を放つ物質が発生するため、強烈な刺激臭を放ちます。

このように、大便を見るだけで腸の状態は明らかです。排便したらすぐに流すのではなく、便の状態を必ずチェックするようにしましょう。

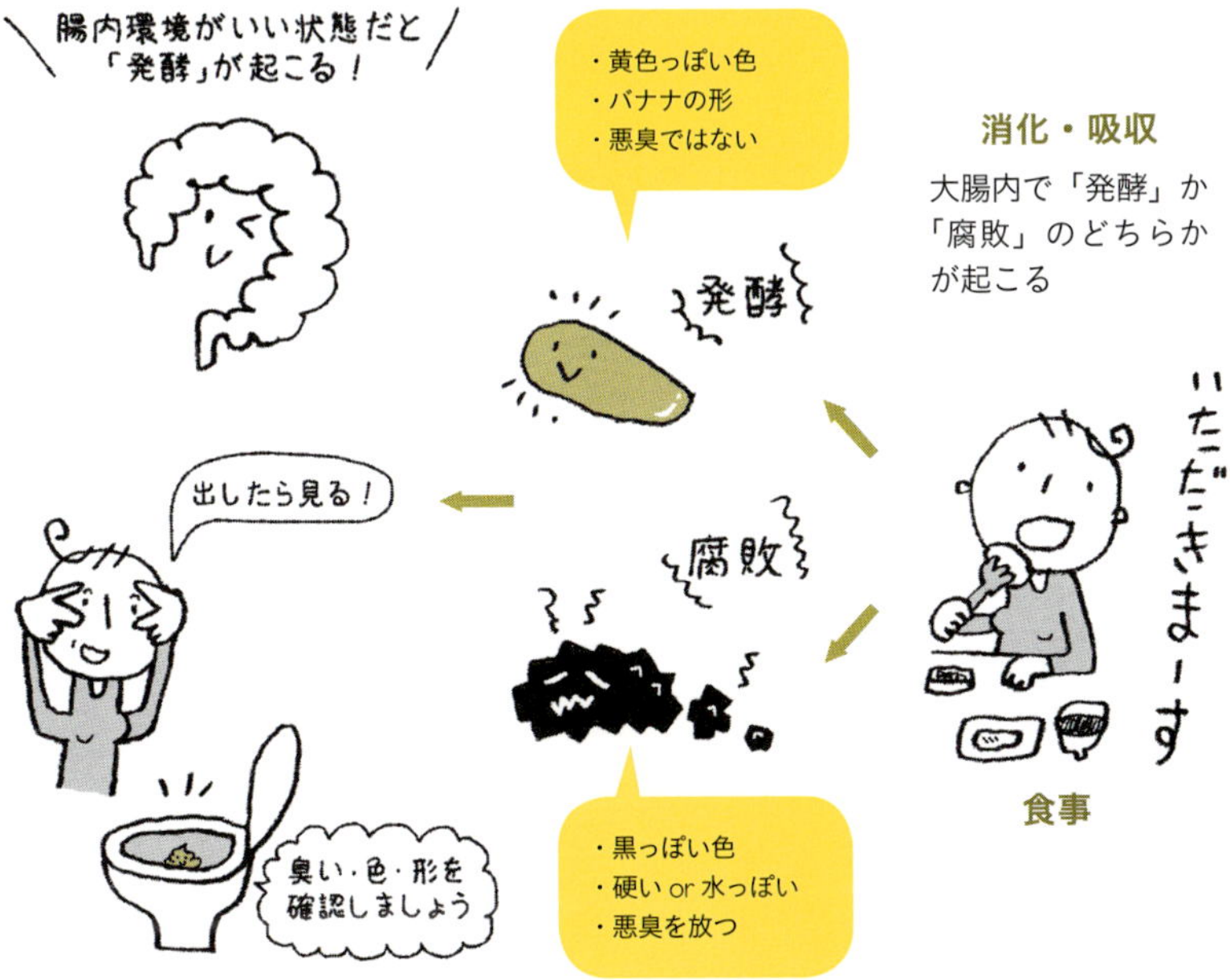

「女はたまる・男はくだる」現代人の便事情

「腐敗」が起こるのは、腸内環境が悪いから……。では、腸内環境が悪いというのは、具体的にどういうことなのでしょうか。

現代の日本人女性の48％は便秘か便秘症で、そのうち7割近くは、なんと5日に1回しか便を出していません。週末になって慌てて下剤や便秘薬を使って出す、「週末トイレ症候群」と呼ばれる人がかなりの数にのぼります。10代の女性でさえ、10人中3人は便秘です。小さい頃から便秘なので、これが普通の状態なのだと諦めきっている女性が多いことでしょう。

一方男性はというと、下痢で悩む人が多いのです。一概にはいえませんが、原因の多くは会社や家庭などでかかえるストレスです。下痢ですから、いつでもトイレに行けるようにと、各駅停車の電車にしか乗れない「各駅停車症候群」と呼ばれる人も多くいます。

このように、男女で便事情は大きく違います。共通しているのは、何かしらが原因で腸にとって大きな負担がかかっているということです。

腸にやさしくない時代……。腸が悲鳴をあげる生活習慣とは

前述したように、便秘や下痢で悩む人が多くいる現状。便に異常をきたす原因は大きく分けて5つあります。

ひとつめは、偏った食事です。肉が大好きで、野菜を食べない、食物繊維を摂らないというのが一番の原因でしょう。食物繊維がないと、大便の元になるものができません。

ふたつめは、運動不足が原因です。排便したものの、腸に残っている気がするという場合は、腸腰筋《ちょうようきん》と呼ばれるインナーマッスルが鍛えられていないため、便を押し出す力がありません。そのため、便が残ってしまうのです。

3つめは、不規則な生活。夜遅くまで飲食をしたり、時間がないからといって便意をガマンしたりすることで、次第に便意を感じなくなってしまうのです。

4つめはストレスです。痙攣性《けいれんせい》の便秘といって、ウサギのような丸く小さな便になっている場合がこれに当

たります。腸は敏感ですから、ストレスが大便の形状にも大きな影響を与えてしまうのです。下痢に悩む男性の多くは、ストレスを抱えています。40代の男性がとくに多いのですが、この年代は会社でも中間管理職と呼ばれる地位にいる人たちでしょう。上司と部下の板挟みに遭い、さらに家庭でも気が休まらない男性が多く、過敏性腸症候群という病気にかかってしまうケースもあります。

５つめは女性に多い、ダイエットです。とにかく、食べるものが少ないのが原因です。消化の良いものばかりを食べる傾向にあるので、大腸まで食べカスが届きません。そのため、大便が形成されないのです。ダイエットをしたり、やめたりを繰り返すことで、だんだんと腸内環境を悪くしてしまう人が多いのです。

この中のどれにも思い当たる節がないという人は、少ないのではないでしょうか。それだけ、現代人の生活は腸にやさしくないものといえます。

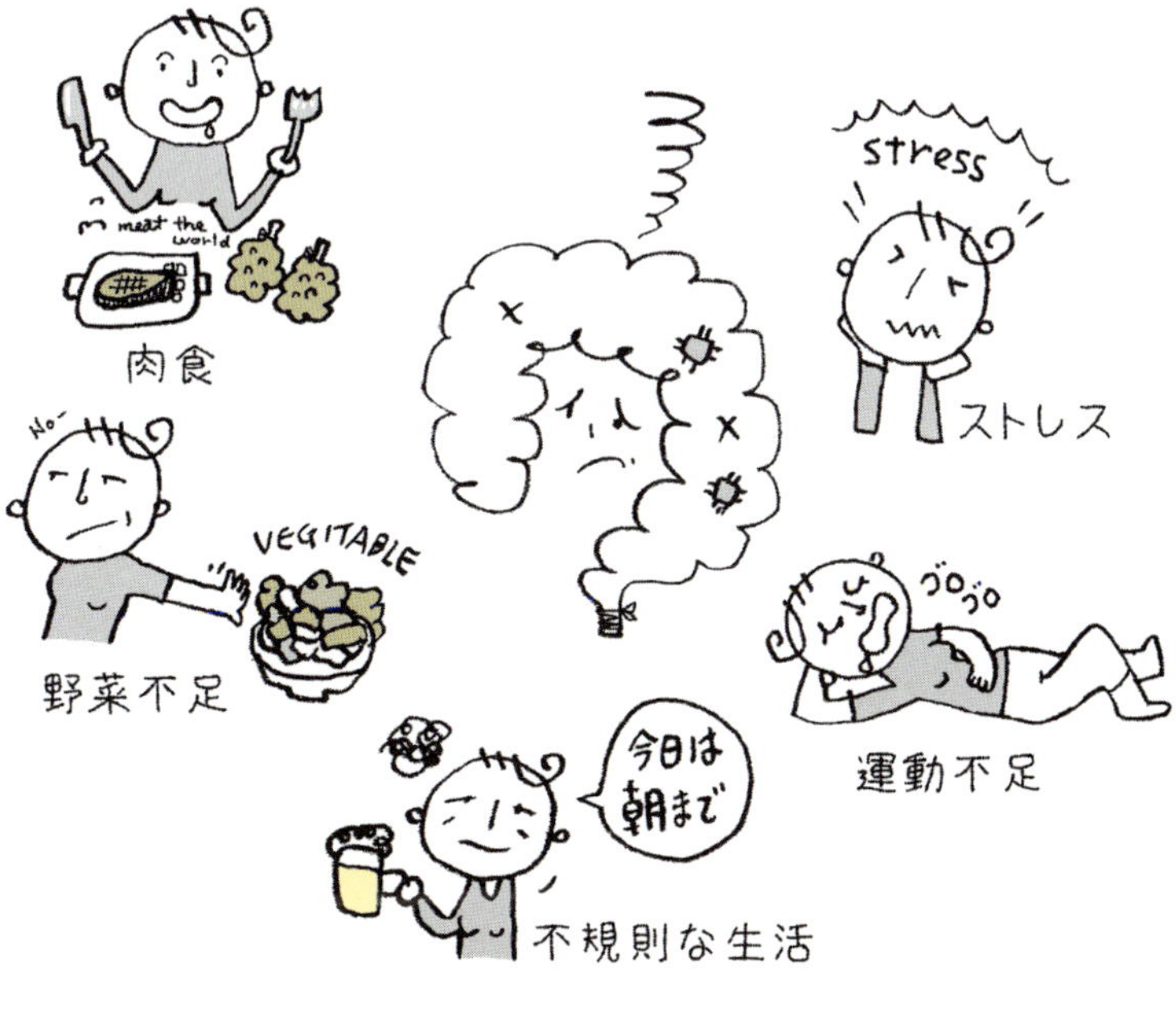

腸の中にすんでいる「腸内細菌」ってどんなもの？

腸の力を左右する⁉
腸内細菌の正体とは

「腸内細菌」という名前を聞いたことがありますか？
　これは、大腸にすんでいる細菌のこと。腸内で起こる「発酵」や「腐敗」は、どちらも腸内細菌の働きによるものです。通常、ウイルスなどの異物は、免疫システムにより排除されるのですが、免疫寛容《めんえきかんよう》という仕組みによって排除されないものもあります。この仕組みによって、共存を許された細菌のひとつが腸内細菌なのです。腸内細菌は、嫌気性菌《けんきせいきん》といって酸素があると生育できない菌がほとんどです。大腸は酸素がない暗黒世界であり、腸内細菌にとってはすみやすい場所なのです。

　腸内にすんでいる腸内細菌は、便1グラムあたり600兆～1000兆個。重さは、全部合わせるとおよそ1・5キロにもなります。全身の常在菌《じょうざいきん》を合わせるとおよそ2・5キロですから、かなりの割合の菌が腸にいることがわかりますね。また、ヒトの体の細胞は全部で60兆個。その数と比べても、その差は歴然です。

　腸内細菌の一部は、大便と一緒に外に排出されます。大便の約80％は水分でできています。そして、固形分約20％は、食べカス、はがれ落ちた腸粘膜、腸内細菌であり、それぞれが固形分の3分の1程度です。つまり、腸内細菌は便全体の7％ほど。大便には、食べカスと同じ量の腸内細菌が含まれていることになるのです。

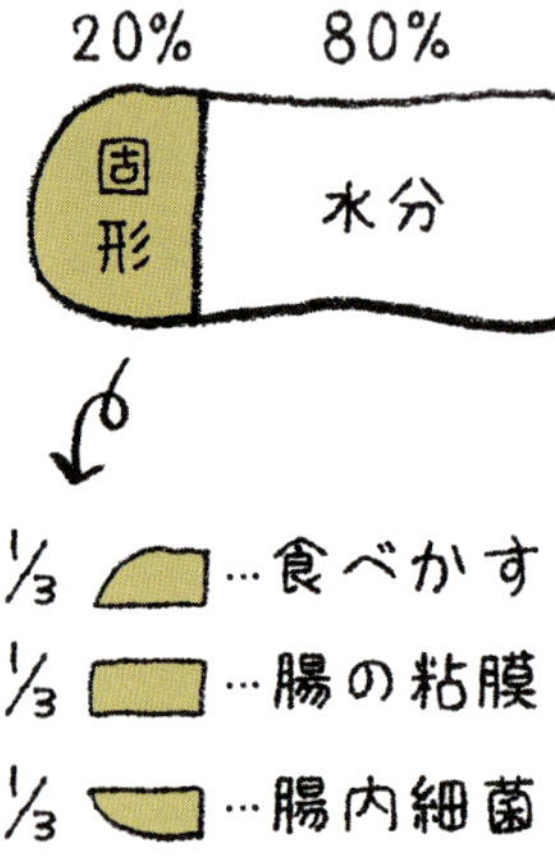

どんな腸内細菌をもっているかは母親の腸で決まる

　大腸にすむ腸内細菌は、みなさんの顔が異なるように、その構成パターンに個性があります。では、どこから体内に入るのかというと、実は母親からです。胎内にいるときは無菌状態ですが、産道を通るときに母親から細菌を受けつぎます。これが、その人の腸内細菌の個性を決めるのです。そのあと、空気や他人との接触、食べものによって、さまざまな細菌が体内に入っていきます。

　このことから、母親の腸内細菌が悪いと、子どもの腸内細菌も悪くなるということがわかります。くわしくは38ページのコラムで紹介していますので、参考にしてみてください。

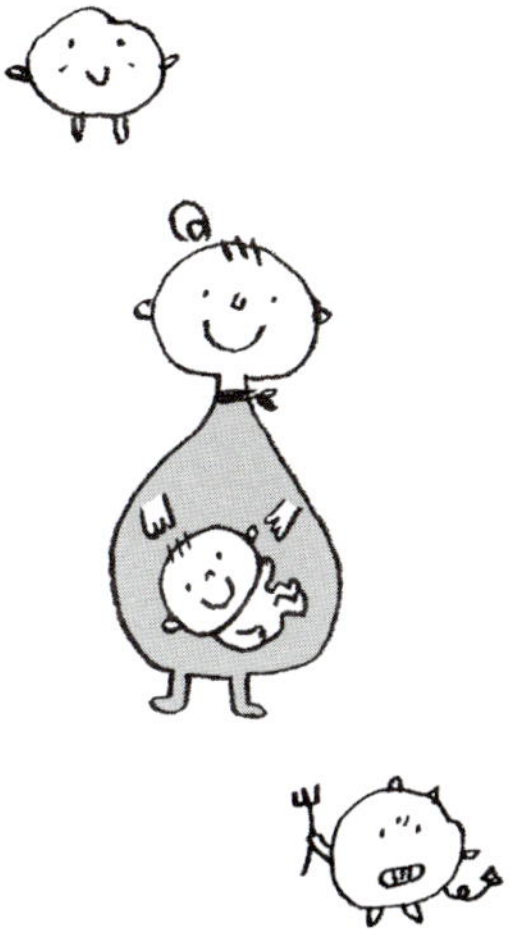

無菌のほうが長生きする？生物にとって腸内細菌とは

　人間にとって、細菌は絶対になければならないものなのでしょうか。1960年代には、無菌動物といって、体にまったく微生物がいない動物が実験室で生まれました。そして、この無菌動物と菌のいる動物のどちらが長生きするかを比べたところ、なんと無菌動物のほうが1・5倍長生きしたのです。ということは、人間も無菌なら、80歳まで生きるところを120歳まで生きられるということでしょうか。

　実はそうではありません。これは、無菌状態での寿命の話。無菌状態で育った生き物は、免疫機能が備わっていないため、抵抗力がありません。無菌のまま実験室から出たら、すぐにウイルスや細菌に感染し、命に危険が及ぶでしょう。また、腸内細菌がいないため、血液を凝固させるビタミンKが産生されず、小さなケガでも出血が止まらなくなってしまいます。細菌は、人間に良い影響を与えれば、悪い影響も与えます。細菌と関わらずには生きていけない以上、どのように付き合っていくかが重要になります。

腸内細胞に善と悪があるの？

腸を発酵させる「善玉菌」腐敗させる「悪玉菌」

腸内細菌は、腸の中でいくつものまとまりをつくっています。それを「腸内ミクロビオータ（腸内細菌叢《そう》）」と呼んでいます。腸内ミクロビオータはそれぞれに違っていて、同じものは2つとありません。

腸内ミクロビオータを形成している菌は、その働きによって、「善玉菌」「悪玉菌」「中間菌」の3つに分けられています（ただし、この表現は学術的なものではなく、便宜上の呼び名にすぎません）。

文字どおり、善玉菌は体に有益な働きをする腸内細菌のこと。悪玉菌は、体に有害な働きをする腸内細菌のことです。中間菌についてはあとでくわしく述べますが、善でも悪でもない腸内細菌を指します。また、どんな働きをしているのかわかっていない細菌もこの中間菌に含まれています。

悪玉菌は体にとって必要のないもの？

では、体に有害な働きをする悪玉菌は必要のないものなのでしょうか。実は、そうではありません。悪玉菌が常に悪玉菌だとは限らないのです。環境が変わったり、別の菌と一緒になったりすることで体に良い働きをすることもあります。善玉菌もまた同じで、ときとして有害な働きをすることもあります。悪玉菌もヒトの体にとっては必要なものなのです。

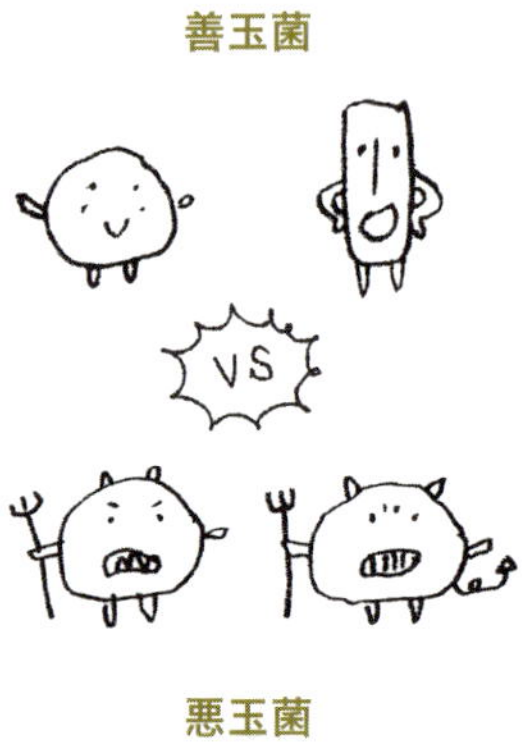

勝負のカギを握っている日和見菌って何者？

善玉菌と悪玉菌を腸内で共存させるためのポイントは、どちらを優勢にするかということです。常に善玉菌が優勢になっていれば、腸内環境は良好であるといえます。

そのカギを握っているのが、先ほど出てきた中間菌です。中間菌の別名は「日和見菌」。善玉菌と悪玉菌のうち、優勢な方につく性質があります。善玉菌が優勢であれば、日和見菌は善玉菌の方になびき、腸内で「発酵」を起こします。悪玉菌が優勢であれば、悪玉菌になびくことにより「腐敗」が起こってしまうのです。

健康な人の腸内細菌は、善玉菌20％、悪玉菌10％、日和見菌70％となっています。性質がわかっていない未知の菌も多いのですが、日和見菌がいかに腸内で大きなウエイトを占めているかがわかりますね。

大切なのは、「乳酸菌を摂り入れる」などで腸内環境をコントロールし、日和見菌を善玉菌の味方につけること。悪玉菌による「腐敗」が起こりにくい状態を保つことで、病気になりにくい腸内環境となるのです。

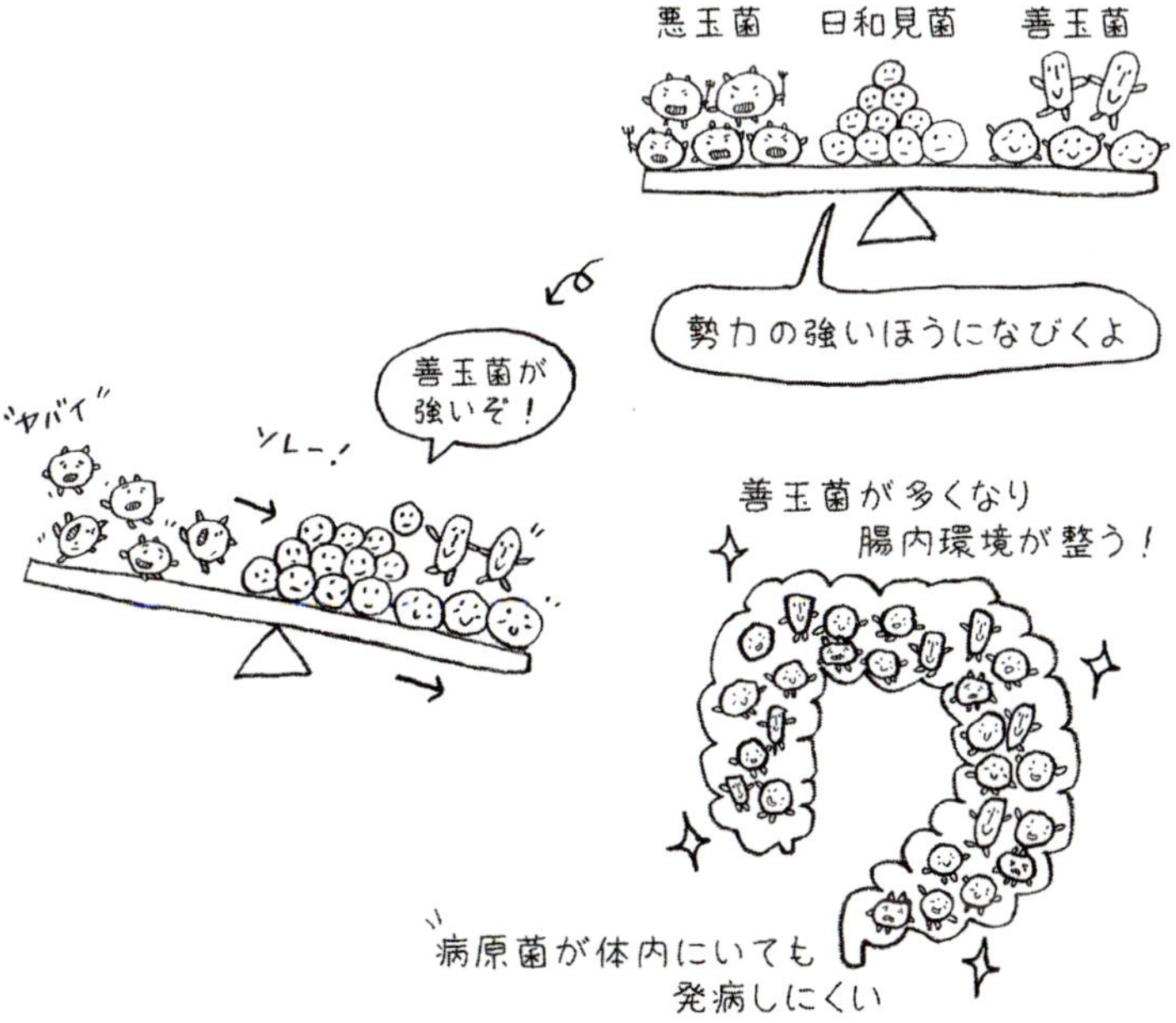
悪玉菌
日和見菌
善玉菌
勢力の強いほうになびくよ
善玉菌が強いぞ！
ヤバイ
ソレー！
善玉菌が多くなり腸内環境が整う！
病原菌が体内にいても発病しにくい

腸が老化すると悪玉菌が増える

ヒトの体は老化していきます。当然、腸も例外ではなく、年齢があります。これを腸年齢といいますが、体の老化と同じく加齢とともに動きがにぶくなっていきます。腸が老化すると、腹圧や腹筋が弱くなるとともに、さまざまな分泌液も変化していきます。そのため、便の量が減り、残便感が残り、すっきり感がなくなるのです。便の臭いも刺激が強くなるでしょう。

それは、悪玉菌が優勢となった腸内で「腐敗」が起こっているということです。そうすると、免疫力が低下し、病気にかかりやすくなります。

腸の老化は、誰にでも起こることです。しかし、人それぞれ違った腸内細菌を持っているように、老化の進行速度にも個人差があります。それを決めるのは、若いころからの積み重ねです。成長期から成人期にかけて、腸内環境をどのように保ってきたかが、腸年齢に如実に現れるのです。

ところが、腸の老化は加齢によるものだけではありません。これまでに何千人もの腸年齢を調べてきた結果、若い人ほど腸年齢が高く、腸の老化が深刻なことがわかりました。20代の人でも、腸年齢が40代、50代という人はめずらしくないのです。

きちんとした腸年齢を調べるには、その人の大便を調べなければなりません。次のページにあるチェックテストでおおよその腸年齢を出してみましょう。

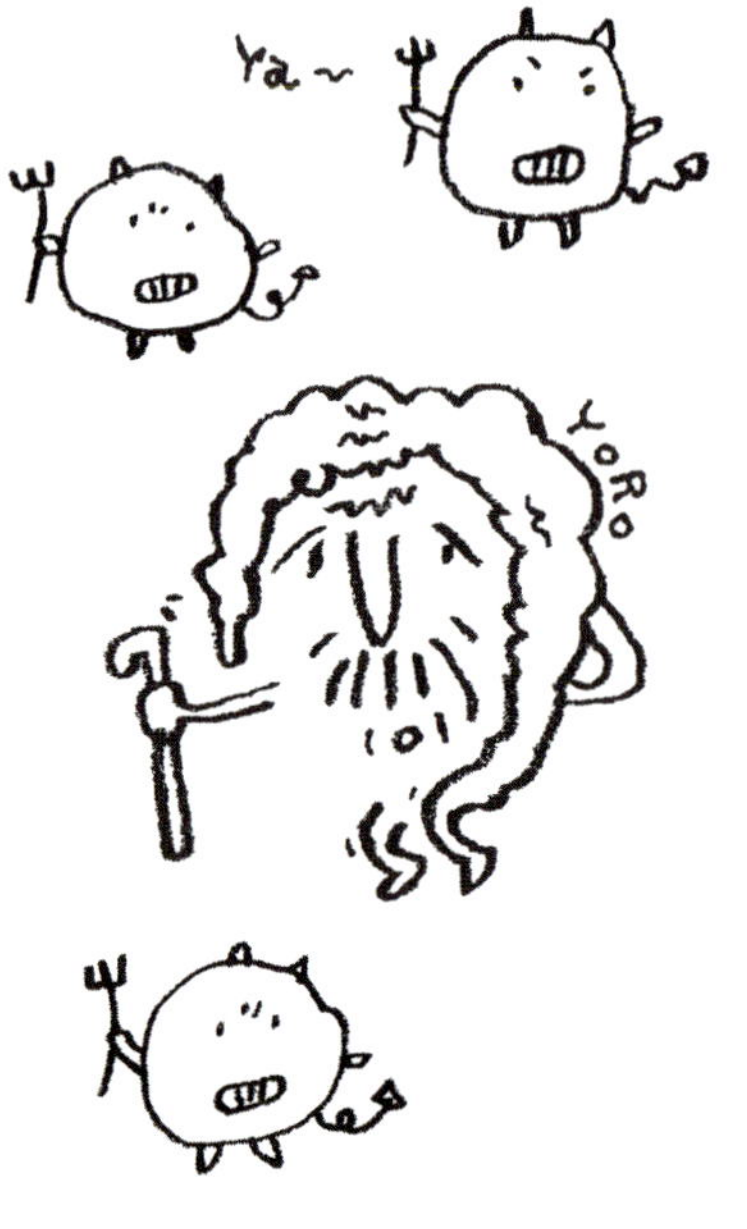

腸年齢チェックテスト

〈生活習慣について〉

- □排便の時間が決まっていない
- □オナラが臭い
- □運動不足が気になる
- □寝付きが悪く、寝不足が多い
- □肌荒れや吹き出物に悩んでいる
- □顔色が悪く老けて見られることが多い
- □たばこをよく吸う
- □日頃ストレスを感じている

〈食事について〉

- □朝はいつも慌ただしい
- □朝食を食べないことが多い
- □食事の時間が日によって違う
- □週4回以上外食をする
- □肉が好き
- □野菜不足が気になる
- □アルコールをよく飲む
- □牛乳や乳製品が苦手

〈トイレについて〉

- □いきまないと便が出ないことが多い
- □排便後も便が残っている気がする
- □ときどき便がゆるくなる
- □便が硬くて出にくい
- □コロコロとした便が出る
- □便の色が黒っぽい
- □出た便が便器の底に沈む
- □便が臭い

左のチェック項目に当てはまった合計の数による「腸年齢」の判定は以下の通りです。

3個以下
腸年齢＝実年齢

理想的な腸年齢です。腸年齢が実年齢と同じか、もしくはそれより若いといえます。しかし、腸内環境はちょっとしたストレスにも左右されてしまうので油断しないようにしましょう

4〜9個
腸年齢＝実年齢＋10歳

まずまずの腸年齢です。これ以上実年齢との開きが出ないよう、腸内環境の改善に努めましょう

10〜14個
腸年齢＝実年齢＋20歳

腸の老化が進行しています。今すぐ腸内環境の改善に取り組んでください

15個以上
腸年齢＝実年齢＋30歳

かなり腸の老化が進行しており、がんや生活習慣病にかかる危険性があります。すぐに腸内環境の改善に努めましょう

善玉菌を増やすには食生活を変えるしかない！

チェックテストの結果はいかがでしたか？　思っていたよりも腸の老化が進んでいたという人が多いかもしれませんね。腸の老化は、さまざまな病気を招くもの。腸内環境を整え、腸年齢を若く保つことがいかに大切か理解してもらえたかと思います。そのカギを握るのが腸内細菌というわけです。

どんな腸内細菌を腸内にすませるか、そこで一番重要になってくるのが食べものです。ヒトの体にとって、とても大切な「腸内細菌のコントロール」は、実は薬にはできないことなのです。どんなものを食べるかということは、つまり、どんな食べカスを大腸に送り込むかということになります。

大腸は、食べカスから便を形成する臓器。「毎日お通じがあるか」「その便の状態はどうか」という2つのチェックポイントが、そのまま健康状態を表すサインとなるのです。腸内環境を改善するということは、そのまま食生活を改善するということとイコールになるのです。

善玉菌の代表格「乳酸菌」について知ろう

善玉菌といえば乳酸菌！ 果たしてその正体は？

腸内で「発酵」を起こし、腸内環境を良好に保つ善玉菌。その代表格が「乳酸菌」です。乳酸菌が体に良いということは、多くの人が知っていることでしょう。乳酸菌といえば、ヨーグルトなどの乳製品を思い浮かべる人が多いかもしれませんが、実は、ヒトの腸内や自然界にも存在しているものです。

乳酸菌には、ラクトバチルス、ラクトコッカスなどさまざまな種類があり、現在26属400種以上が発見されています。いずれも通性嫌気性菌《つうせいけんきせいきん》という酸素があっても生育できる性質を持っています。乳酸菌の大きな特徴は、ブドウ糖から乳酸を産生《さんせい》する性質を持っていることです。この乳酸が腸内を酸性に傾けることで、元々すんでいるビフィズス菌を増やしたり、免疫細胞を活性化させたりするなど、さまざまな有用な働きをするのです。

乳酸菌は外から摂取しても すみつかないってほんと？

腸内の善玉菌を増やすには、口から摂取することが効果的です。健康のためにヨーグルトをはじめとする乳製品を摂っている人も多いことでしょう。

しかし、一度食べたからといって、もう食べなくていいというわけではありません。実は、口から摂取した乳酸菌は、腸にすみつかないのです。これは、体の持つ免疫機能によるもの。免疫機能とは、腸内にいる常在菌《じょうざいきん》が、外から侵入してくる細菌やウイルスを追い出してしまう働きのことです。それがたとえ善玉菌であっても、自分たちの環境が乱れてしまうことを嫌い、免疫システムが発動します。

先ほど、乳酸菌はもともと腸内にも存在していると述べましたので、おかしいと思われるかもしれませんね。乳酸菌を含む腸内細菌は、免疫寛容《めんえきかんよう》といって、共存する許可を与えられています。そのため、排除されずにとどまることができるのです。もし、外から入ってきた乳酸菌をはじめとする善玉菌がすべて腸内にすみついていたら、たちまち腸内細菌のバランスが崩れてしまいます。腸内環境は、バランスが命。善玉菌が優勢であることが大事なことであって、すべてが善玉菌になってしまえば良いというわけではないのです。通常、口から摂った乳酸菌が腸内にとどまるのは数日ほど。その後、大便として体外に排泄されます。

では、乳酸菌を摂取することに意味はないのでしょうか？　決してそんなことはありません。口から乳酸菌を摂取することは、もともといる腸内細菌の善玉菌を活性化させることになります。腸にとどまる間に、乳酸菌はしっかり働いてくれるのです。腸内細菌の善玉菌と同じように、乳酸を産生《さんせい》し、腸内を酸性にすることを助けます。それが悪玉菌が増えるのを抑制したり、善玉菌を増殖させ、活性化するのを助けてくれるのです。そのことからもわかるように、食べものによる乳酸菌は、毎日摂り続けなければいけないのです。

乳酸菌の名前はどうやって決まるの？

現在26属４００種以上の乳酸菌が発見されていることには先ほど触れましたが、細菌には多くの種類があります。そして、それらはさまざまな分け方で分類されているのです。酸素があると生育できない「嫌気性菌《けんきせいきん》」と「通性嫌気性菌《つうせいけんきせいきん》」に分ける方法もそのひとつ。また、その形によっても「球菌《きゅうきん》（コッカス）」や「桿菌《かんきん》（バチルス）」、「らせん菌（ビブリオ）」などに分類されます。

細菌の正式名称は「属・種・株」の3つでつけられています。たとえば、代表的な乳酸菌飲料である「ヤクルト」に入っている乳酸菌は、「ラクトバチルス（属）・カゼイ（種）・シロタ（株）」といいます。どの菌がどの働きをするのか、固有の名前で説明することもありますから、ぜひこの仕組みを覚えておいてください。

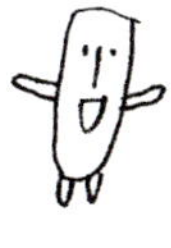

桿菌（バチルス）

棒状または円筒状の菌

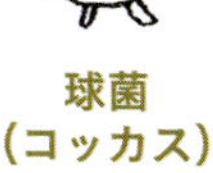

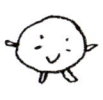

球菌（コッカス）

球状の菌

気になる乳酸菌の種類

「動物性」と「植物性」この分け方はまちがい

乳酸菌にもいろいろな種類があります。乳製品だけに乳酸菌が含まれているわけではないのです。キムチ、味噌などの発酵性の食品にも多く含まれています。このような乳酸菌をヨーグルトなどの乳製品に含まれている乳酸菌と区別するため、「動物性乳酸菌」「植物性乳酸菌」と区別されることがありますが、この呼び方は正しくありません。乳酸菌は、自然界全体に存在しているものですから、どの乳酸菌が動物性で、どの乳酸菌が植物性だというような分け方はできないのです。

「ヒト由来の乳酸菌」ってどんなもの？

テレビＣＭなどで、「ヒト由来の乳酸菌」という言葉を聞いたことがある人も多いのではないでしょうか。これは、その通り、ヒトの腸内から見つかった乳酸菌のことを指します。

ヒトの腸内細菌から取り出した乳酸菌を培養させたもの……。そう聞くと、汚いと感じられるかもしれませんが、当然のことながら細菌の状態になっているので、問題はありません。

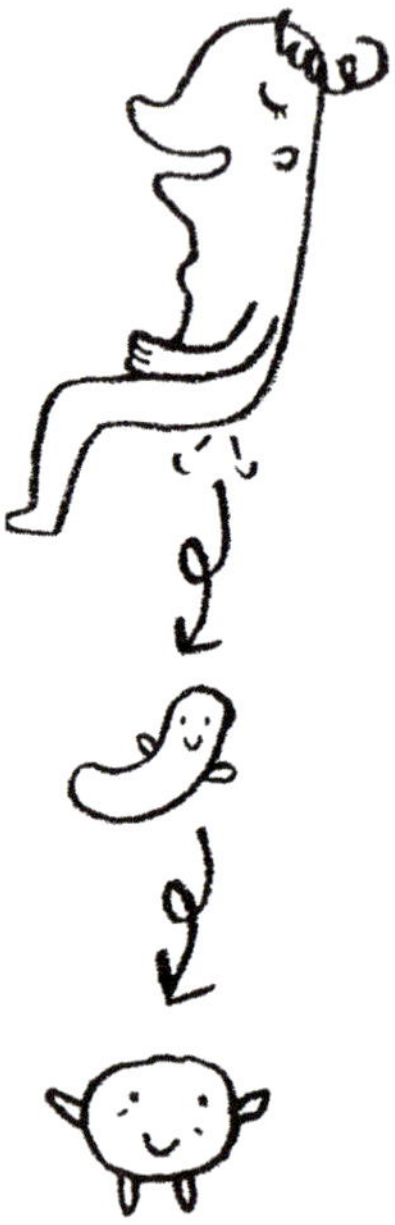

乳酸菌のおもな菌種

種類	特徴
ラクトバチルス・プランタラム	キムチやザワークラウト、ぬか漬けやしば漬けに含まれている。
ラクトバチルス・ブレービス	自然界に広く分布し，発酵食品に関わる。酒やビールを酸敗させる天敵。
ペディオコッカス・ペントサセウス	酸や塩に強い性質を持つため、醤油製造に欠かせない。
ラクトバチルス・カゼイ	酸に強く、便になっても生き残る。小腸の消化・吸収をサポートする。
ラクトバチルス・ラムノーサス	胃酸や胆汁《たんじゅう》に強く、大腸まで生き残る。
ラクトバチルス・ブルガリカス	アミノ酸やペプチドを産生《さんせい》し、ストレプトコッカス・サーモフィラス菌を増加させる。
ラクトバチルス・ガセリ	ヒトの腸内にいるラクトバチルスの代表的な菌種。腸内環境を整える。
ストレプトコッカス・サーモフィラス	ヨーグルトのおもな乳酸菌。ヨーグルトのねばりをつくっている。
ラクトバチルス・デルブレッキー	整腸作用、コレステロール値を整える作用がある。

乳酸菌は腸の中で何をしている？

乳酸菌を摂ると善玉菌が増える！

乳酸菌をはじめとする善玉菌を口から摂取すると、もともと腸内にすんでいる善玉菌を活性化させたり、増殖を助けたりといった働きをします。その結果、腸内環境が整い、腸内で「発酵」が起こります。それが、体にさまざまな良い影響をもたらすのです。「外から善玉菌を摂ることで、中の善玉菌が増える」という流れはおわかりいただけたでしょうか。

では、具体的に、乳酸菌は腸内で何をしているかということを説明していきましょう。腸内に到達した乳酸菌が、体外に排泄されるまでの活動を知れば、そのすごさをさらに理解していただけるはずです。なお、あとで出てくるビフィズス菌も、乳酸菌と同じ善玉菌の代表選手です。似た働きをする部分もありますので、合わせて説明します。

善玉菌が産生する有機酸の力とは？

腸内にもともとすんでいる乳酸菌やビフィズス菌などをはじめとする善玉菌。これらの一番大きな働きは、有機酸を産生することです。有機酸にも種類があり、乳酸菌は乳酸を、ビフィズス菌は酢酸《さくさん》と乳酸を産生しています。そして、口から摂取された乳酸菌やビフィズス菌などの善玉菌も、同じように有機酸を産生するのです。

この有機酸は、腸管を刺激します。腸管が刺激されると、腸のぜん動運動（大腸の輪状筋《りんじょうきん》が収縮して、送られてきた食べカスを肛門側へ移動させる運動）が活発になることで、良い便が形成され、排便がスムーズになります。腸内で悪玉菌が優勢になっていると、善玉菌が有機酸を産生することが妨げられるため、腸内がアルカリ性に傾きます。アルカリ性だと、腸は刺激を受けないので、ぜん動運動が起こりにくくなるのです。

また、善玉菌が産生する有機酸は、腸内のpH*を酸性に傾けます。腸内が酸性であるということは、体に有害な病原菌の増殖が抑制されるということです。つまり、体に病原菌が入っても、発病しにくいということになります。

有機酸のほかにも、腸内細菌はヒトの体に欠かせないさまざまな物質を合成しています。糖質をエネルギーに換えるビタミンB_1、脂質の代謝を助けたり、皮膚の粘膜を正常に保ったりするビタミンB_2、肌のハリを保つ働きをするビタミンB_6をはじめとするビタミンB群、ケガをしたときなどの止血に欠かせないビタミンKなどの一部のビタミンがそれに当たります。また、ヒトの体に重要なホルモンや酵素も腸内細菌が合成しています。それだけではありません。老化防止に深く関わるポリアミンという物質についても、腸内細菌が産生《さんせい》しているということがわかってきました。

このように、ヒトが生きていくうえで、また、健康で若々しい体を保っていくうえで欠かせない物質を腸内細菌がつくり出しているということです。

＊pH：アルカリ性の度合いを示す物理量のこと

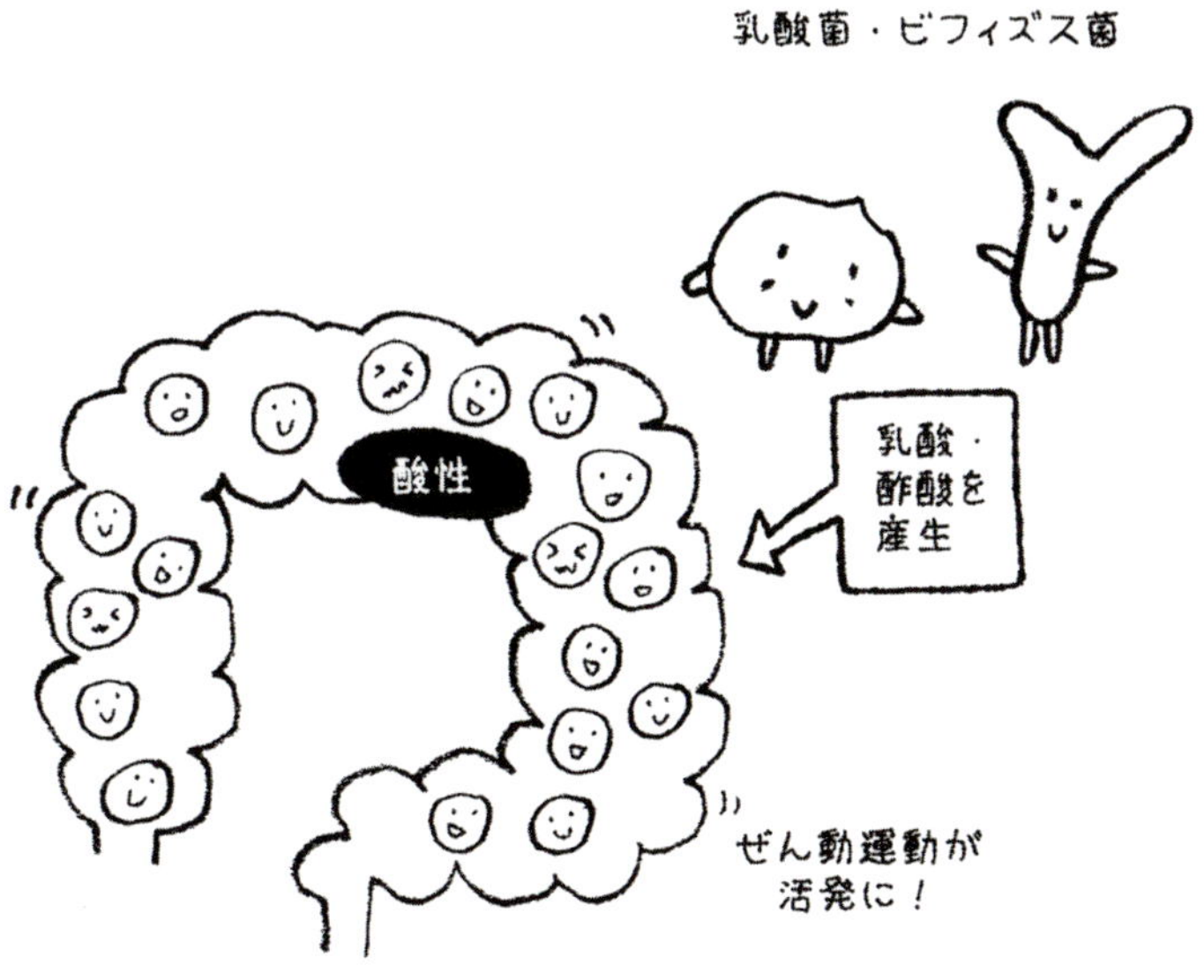

乳酸菌が体にもたらす効果とは？

乳酸菌の驚くべき健康効果とは？

乳酸菌をはじめとする善玉菌が、腸内でどのような働きをしているかはすでに触れました。では、その善玉菌が体内で活動することで、具体的にどのような健康効果があるのでしょうか。多岐に渡るその効果に、きっと驚くことでしょう。

1 病気を防ぐ

乳酸菌による健康効果としてまず挙げられるのが、病気を防ぐということです。善玉菌が産生する有機酸が病原体の増殖を抑制し、免疫力を高めることで病気を発生しにくくさせる働きをします。

それだけではありません。すでに病気にかかってしまった場合にも善玉菌の効果は期待できるのです。以下のケースはアメリカの医学雑誌『ニューイングランド・ジャーナル・オブ・メディシン』に2013年に掲載されたものです。偽《ぎ》膜《まく》性《せい》大《だい》腸《ちょう》炎《えん》という病気があるのですが、これは、薬として投与される抗生物質が腸内細菌を殺してしまうことで起こる病気で、下痢や発熱などが起こり、重傷になると死に至ってしまう恐ろしいものです。この患者16人に、健常者の大便カクテル（大便を生理食塩水で薄めたもの）をチューブで流し込んだところ、15人に短期で症状の軽減が見られました。これは、一般的に使われる薬での治療と比べてもその差は明らかでした。健常者の大便に含まれる腸内細菌が患者の腸内環境を良くしたのです。

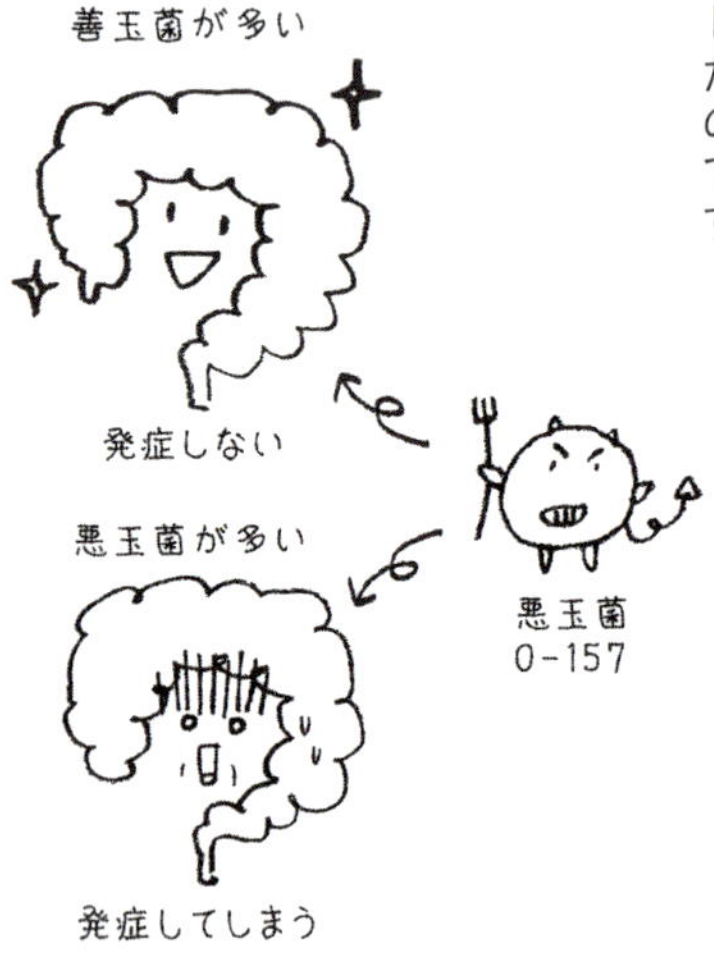

2 免疫システムを調整する

乳酸菌をはじめとする善玉菌が体の免疫力を高め、外部から入ってくる有害な物質を制してくれることはすでに述べました。そのおかげで、私たちは病原体が体内に入っても、病気になりにくい体をつくることができます。しかし、善玉菌の力は、それだけではないのです。善玉菌は、免疫力を高めることもしますが、高くなりすぎるとその度合いを調整する働きがあります。

免疫力が高くなりすぎるとはどういうことでしょうか。免疫とは、人間が本来持っている自己防衛システムです。免疫力が高くなりすぎるということは、自己防衛しすぎてしまうということ。それは、追い出す必要のない物質までも追い出そうとしてしまうということになります。花粉症やアトピー性皮膚炎などのアレルギー疾患は、この免疫システムが過剰反応してしまうことで起こります。

このように、免疫力は高ければ良いというわけではありません。その調整においても腸内細菌が一役買っているといえます。

3 太りにくくする

肥満型の人とやせ型の人の腸内細菌には大きな違いがあります。肥満と腸内細菌の関係性については、まだ完全に明らかになっているわけではありません。しかし、腸内環境を改善することで、肥満型の腸内細菌から、やせ型の腸内細菌へと変えていくことが可能です。54ページでより詳しく見ていきましょう。

4 脳の発達に作用する

腸内細菌が脳の機能にも影響を与えるというと、信じられないという人もいらっしゃるでしょう。しかし、腸には独自の神経ネットワークがあり、脳と密接に連絡を取り合っています。これを「腸脳相関《ちょうのうそうかん》」と呼んでいます。実際、脳が神経伝達物質を分泌するには、腸内細菌の働きが欠かせません。

また、うつ病と腸内細菌の関係が指摘されたり、自閉症の子どもの腸にいる特殊な腸内細菌の存在がわかったりといったことも近年の大きなニュースです。

乳酸菌と似て非なる存在「ビフィズス菌」

乳酸菌とビフィズス菌は善玉菌の仲間

乳酸菌と並ぶ善玉菌の代表格に、ビフィズス菌があります。ヨーグルトなどに「ビフィズス菌入り」と書いてあることも多いので、私たちにとってはなじみのある菌ですね。「ビフィズス菌＝体に良い」と認識している人も多いでしょう。確かにそのとおりです。しかし、ビフィズス菌と乳酸菌を混同している人も多いのではないでしょうか。実は、この2つは違うものです。

その違いを見ていきましょう。乳酸菌は酸素があってもなくても生きられる通性嫌気性菌です。おもにブドウ糖をエサとして、50%以上の乳酸を産生します。球状または棒状の形をしており、現在までに26属、400種以上の種類がいることがわかっています。

一方ビフィズス菌は、ビフィトバクテリウム属という種類に属する菌の総称で、酸素があると生きていけない嫌気性菌です。おもにオリゴ糖をエサとして乳酸や酢酸を産生します。嫌気性菌なので、小腸にはほとんど存在せず、酸素のない大腸にすんでいます。また、Y字状や枝分かれしたものなどさまざまな形をしています。40種が発見されていますが、人の腸内では6~7種が検出されています。

このように、乳酸菌とビフィズス菌は、似ているようでまったく違う特徴を持っているのです。

乳酸菌とビフィズス菌の違い

	乳酸菌（ブドウ糖などをエサにして乳酸を産生する菌の総称）	ビフィズス菌（ビフィトバクテリウム属の総称）
性質	・ブドウ糖などの糖質を分解して50%以上の乳酸をつくり出す ・酸素があってもなくても生きていける通性嫌気性菌	・ヒトの腸内にもっとも多く存在している善玉菌 ・オリゴ糖などの糖質を分解して酢酸や乳酸をつくり出す ・酸素があると生きていけない嫌気性菌
代表的な菌	サーモフィラス菌、ブルガリア菌、カゼイ菌、ラムノーサス菌、ガセリ菌など	ビフィダム菌、ロングム菌、アドレスセンティス菌など
腸内での数	大便1gあたり1000万～1億個	大便1gあたり100億～1000億個
形・種類	・球状（球菌《きゅうきん》）または棒状（棹菌《かんきん》）。26属400種以上が発見されている	・Y字や枝分かれしているものなどさまざま。40種が発見されているが、ヒトの腸内にいるのは6～7種

ビフィズス菌が菌のバランスを左右する

このように、性質に違いを持つ乳酸菌とビフィズス菌ですが、性質よりも注目するべきはその勢力の差といえるでしょう。ヒトの腸内に常在している乳酸菌は、便1グラムあたりに1000万～1億個。それに対し、ビフィズス菌は便1グラムあたりに100億～1000億個もいるのです。その数、なんと100倍から1万倍にもなります。その数の多さを見ても、ビフィズス菌がいかに腸内環境に大きな影響を与えるかがわかるでしょう。

ビフィズス菌の働きは、腸内環境を整えること、消化吸収を助けること、免疫力を調整すること、ビタミンB群やビタミンを合成することなどが知られています。ビフィズス菌はもともとヒトの腸内にたくさん存在しているため、とても安定しています。ビフィズス菌がどのくらいいるかは、腸内細菌がどうなるかのカギを握っているのです。ぜひ、乳酸菌と一緒にビフィズス菌を摂るようにしましょう。

ヨーグルトなどでビフィズス菌を摂るときは、そのエサとなるオリゴ糖を一緒に摂ることをおすすめします。オリゴ糖の代表的なものはタマネギやゴボウに含まれる「フラクトオリゴ糖」。オリゴ糖の甘味料も市販されていますから、砂糖代わりに使うのも良いでしょう。オリゴ糖にも腸のぜん動運動を促す作用や、血糖値の上昇をさせにくくする効果があります。

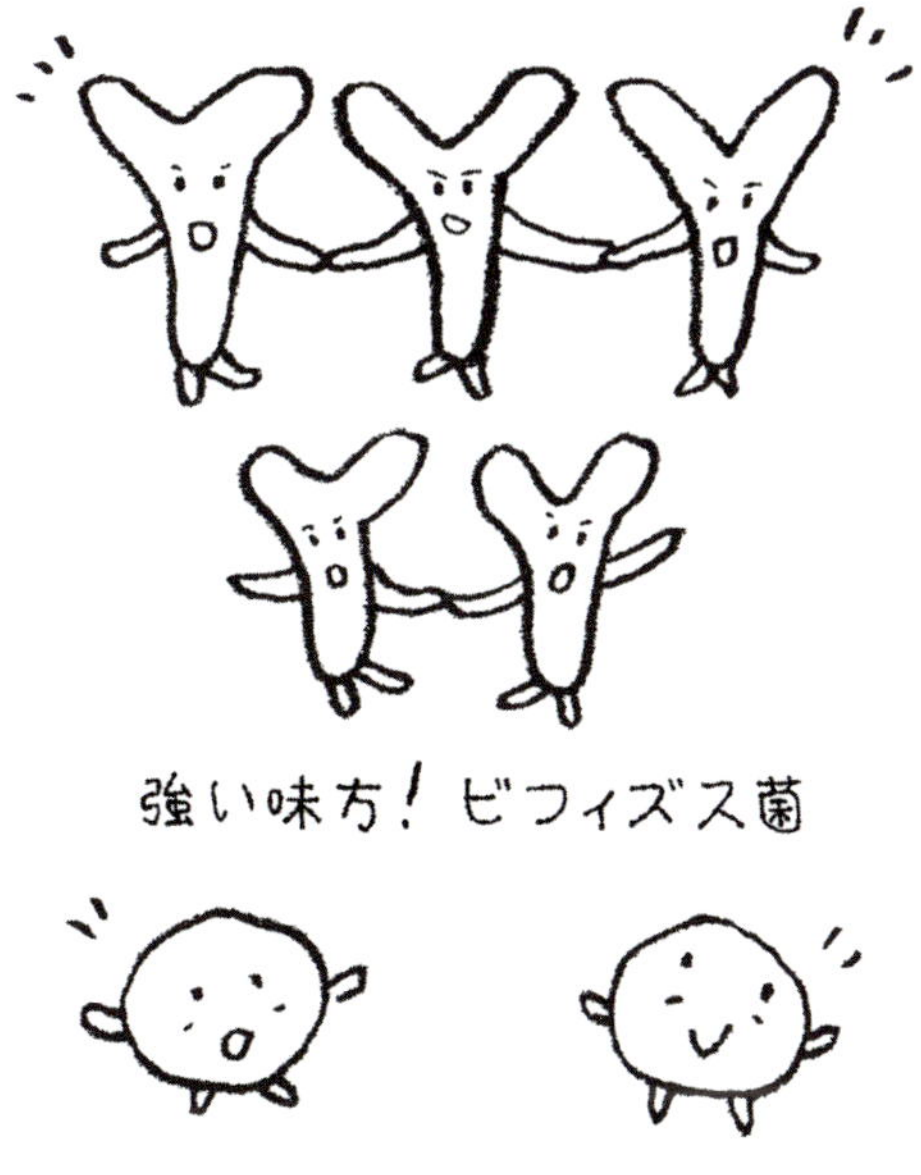

今、プロバイオティクスが熱い！

「生菌」「死菌」って どういうこと？

プロバイオティクスの説明をする前に、「生菌」と「死菌」についてご説明しましょう。

ヨーグルトや乳酸菌飲料の広告などで「生きて腸に届く」というキャッチフレーズをよく目にします。生きて腸に届くというのは、善玉菌が大腸に到達するまで生きているということ。胃酸や胆汁《たんじゅう》にも負けないということですから、強く安定した菌です。

腸内に到達した生菌は、常在している善玉菌の増殖を助け、腸内環境を改善するなどさまざまな働きをします。乳酸菌の寿命は、せいぜい数日ですから、その間に有機酸をつくり、「腸内環境改善」に役立ちます。

「死菌」とは文字どおり、死んだ菌のこと。実際は加熱殺菌します。菌は死んでいますが、それを構成する「菌《きん》体成分《たいせいぶん》」は腸に届きます。

菌は死んだら 役に立たないの？

生菌と死菌、どちらが良いのか非常に気になるところですね。本当は、生菌がベストです。腸内環境改善という意味では、生菌の働きが必要でしょう。しかし、死菌だからといって、役に立たないわけではありません。菌を構成している菌体成分は、免疫力調整に関する働きをします。これは、生菌でも死菌でも変わらないものです。また、死菌は、かえって加工しやすく安全に摂ることができるメリットもあります。

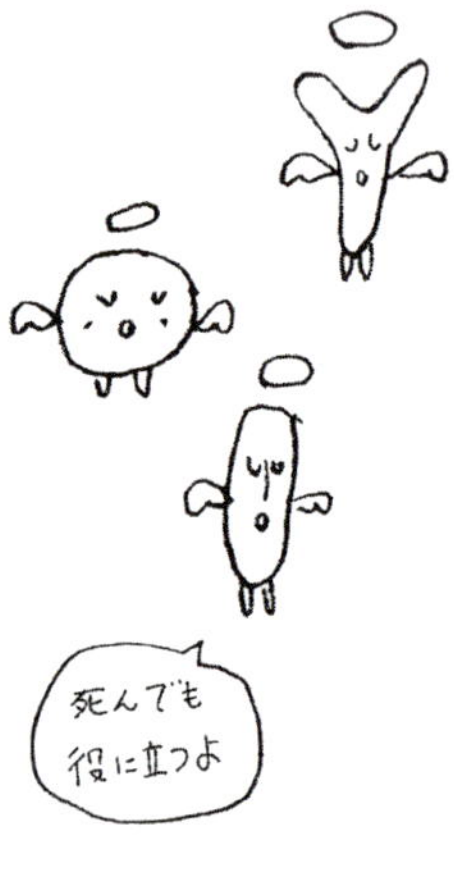

「生きて腸まで届く！」がウリのプロバイオティクスの正体とは

近年、急激に浸透してきた言葉のひとつに「プロバイオティクス」があります。ヨーグルトのパッケージなどに書いてあることも多いので、目にしたことのある人も多いでしょう。

プロバイオティクスとは、胃酸や胆汁酸《たんじゅうさん》などの強い殺菌力の中でも死滅せず、生きて腸まで届き、ヒトの体に良い働きをする微生物のこと。また、それを含む食品もプロバイオティクスといいます。

また、その他の条件として、安全性が高いこと、腸内常在菌のバランスを改善すること、便性を改善すること、使用が簡単で安価なことなどが挙げられます。

プロバイオティクスと反対の言葉が、「アンチバイオティクス」です。これは、抗生物質のことを言います。抗生物質は、微生物の働きを抑制して病気を治療するもの。抗生物質の研究が進んだおかげで、人類はウイルスなどの病原の原因になる細菌に対抗することができるようになったのです。しかし、その副作用として、病気の原因になる細菌以外の細菌にも効いてしまうため、常在《じょうざい》菌《きん》のバランスが崩れてしまう可能性があるのです。

一方、プロバイオティクスは、同じく微生物を使っていますが、考え方が違います。プロバイオティクスは、菌を抑制するのではなく、常在菌のバランスを整えることを目的としています。プロバイオティクスにはその他にもさまざまな働きがあることがわかっており、今後、さらなる研究が期待されています。

プロバイオティクスの条件

- 胃酸や胆汁酸などの消化管上部のバリアー内でも生存できること
- 消化管下部で増殖可能なこと
- 便性改善、腸内細菌のバランス改善および腸管内の腐敗物質の低下などの効果があること
- 抗菌性物質の産生や病原細菌の抑制作用があること
- 安全性が高いこと

良いことだらけ！ プロバイオティクスの効果

それでは、プロバイオティクスにはどんな健康効果があるのかを見ていきましょう。

❶腸内環境改善作用

便秘を予防・解消するこの働きは、多くの乳酸菌やビフィズス菌に認められています。また、便秘が解消することによる肌荒れ改善なども知られています。

❷発がんリスク低減作用

大腸がんをはじめ、乳がん、膵臓《すいぞう》がんなどの発症を低減できることが明らかになっています。

❸免疫機能調整作用

腸の常在菌《じょうざいきん》を活性化し、免疫機能を調整します。

❹インフルエンザ感染予防

免疫力を高めて、風邪やインフルエンザにかかりにくくします。また、「ラクトバチルス・カゼイ・シロタ株」など、インフルエンザや風邪に特化した効果が確認されている乳酸菌があります。

❺血圧降下作用

生活習慣によって引き起こされる高血圧は、さまざまな病気につながります。高血圧には「ラクトバチルス・ヘルベティカス・ＣＭ４株」という乳酸菌が効果的であることが認められています。

❻胃内ピロリ菌減少作用

ピロリ菌は胃潰瘍《いかいよう》の原因になることで知られています。プロバイオティクスの一部にピロリ菌を減少させる効果があります。その代表的なものが「ラクトバチルス・ガセリ・ＯＬＬ２７１６株」です。

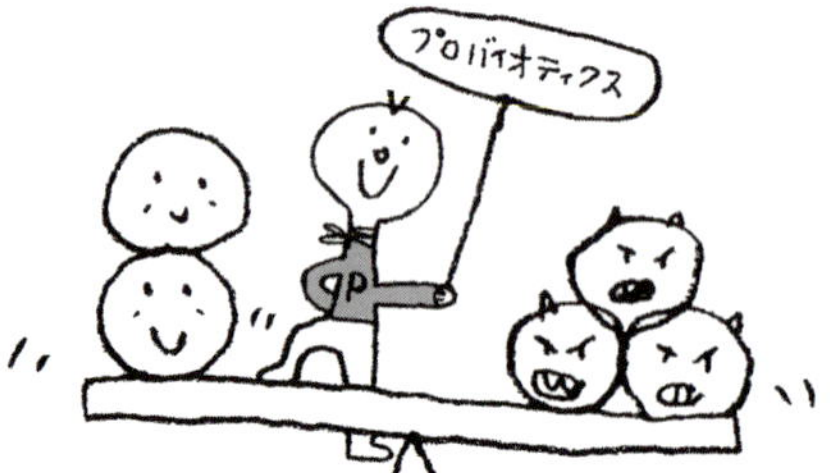

プロバイオティクスの効果

腸内の常在菌の増殖を助けて活性化させるほか、独自の効果が認められている乳酸菌やビフィズス菌がある！

プロバイオティクスを摂り入れるときのポイントは

プロバイオティクスを簡単に摂取するにはやはりヨーグルトでしょう。どのヨーグルトを食べればいいかわからないという人は、トクホ（特定保健用食品）の表示があるものを選ぶといいでしょう。トクホとは、厚生労働省がその効果や安全性を認めたもの。しかし、トクホに指定されていなくても、プロバイオティクスの商品はたくさんあります。

大切なのは、自分に合っていること。それを見極めるには、実際に食べてみるしかありません。ひとつの商品を１日２００～３００グラム、10日間ほど食べて便の様子を観察してみてください。便秘が解消されたり、便の質が良くなったりしたら、商品が自分に合っているということになります。

プロバイオティクスのヨーグルトを食べるときは、食前ではなく、食間か食後のほうが、より効果が期待できます。食前の空腹時は胃酸の濃度が高いため、乳酸菌が負けてしまうことがあるからです。

プロバイオティクスを助けるプレバイオティクスとは

プロバイオティクスとよく似た言葉で「プレバイオティクス」というものがあります。これは、腸内常在菌の善玉菌にのみ働くもので、その増殖や活性化を助けて健康効果を示す非消化性食餌成分《ひしょうかせいしょくじせいぶん》と定義づけられています。つまり、ビフィズス菌や乳酸菌のエサとなり、その働きを助ける食品。その代表的なものがオリゴ糖と食物繊維です。

オリゴ糖には、タマネギやゴボウに含まれる「フラクトオリゴ糖」、大豆に含まれる「ダイズオリゴ糖」などがあります。ヨーグルトと相性が良い食品としては、バナナやきな粉が挙げられます。バナナときな粉には、オリゴ糖だけでなく食物繊維も含まれているので、ヨーグルトと一緒に食べるといいでしょう。オリゴ糖が含まれているハチミツや、食物繊維が豊富なサツマイモもヨーグルトと合わせるのにおすすめです。

プロバイオティクスの効果をさらに高めたい人は、プレバイオティクスについても意識してみてください。

摂り入れるだけじゃダメ！「便活」のススメ

良い便をつくって出す！「便活」をはじめよう

ヒトは、生きるために食べます。そして、食べたら排泄しなければなりません。当たり前に思われるかもしれませんが、排便はヒトが生きるために必要なことです。「毎日お通じがありますか？」という問いは、一番重要な問いといえるのです。

本書では、乳酸菌やビフィズス菌に代表される善玉菌を摂って腸内環境を整えることの大切さを何度か説明していますが、単にヨーグルトを食べればいいのかというと、そうではありません。ヨーグルトには食物繊維もなければ、ミネラルも少ないのです。ですので、どんな食べものと合わせて便をつくるかということを考える必要があります。

また、便を出す力がなければいけません。ここでは、「出す力」を鍛える方法をご紹介しましょう。

便活3か条

一、良い便を作る

食べたものは、小腸で吸収され、食べカスが大腸に届きます。つまり、どんな食べカスを大腸に送るかが重要なのです。食物繊維を意識して摂ってください。

一、良い便を育てる

これは、腸内環境をどのように保つかということです。つまり「善玉菌」と「悪玉菌」のどちらを優勢にするかということ。乳酸菌やビフィズス菌が活躍します。

一、良い便を出す

腹筋や腰まわりの筋肉の衰えは、便を「出す力」を不足させてしまいます。とくに、高齢者、運動不足の人は筋力が衰えてしまうので鍛えるようにしましょう。

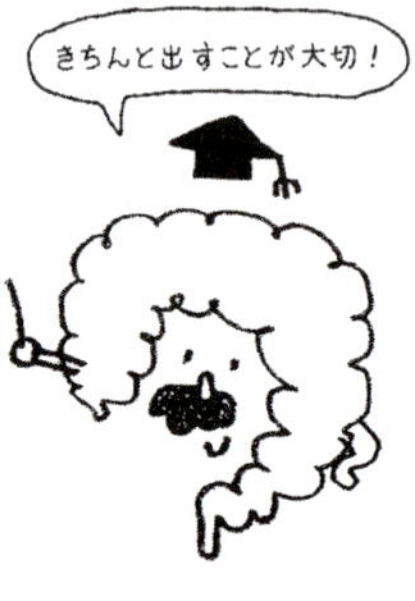

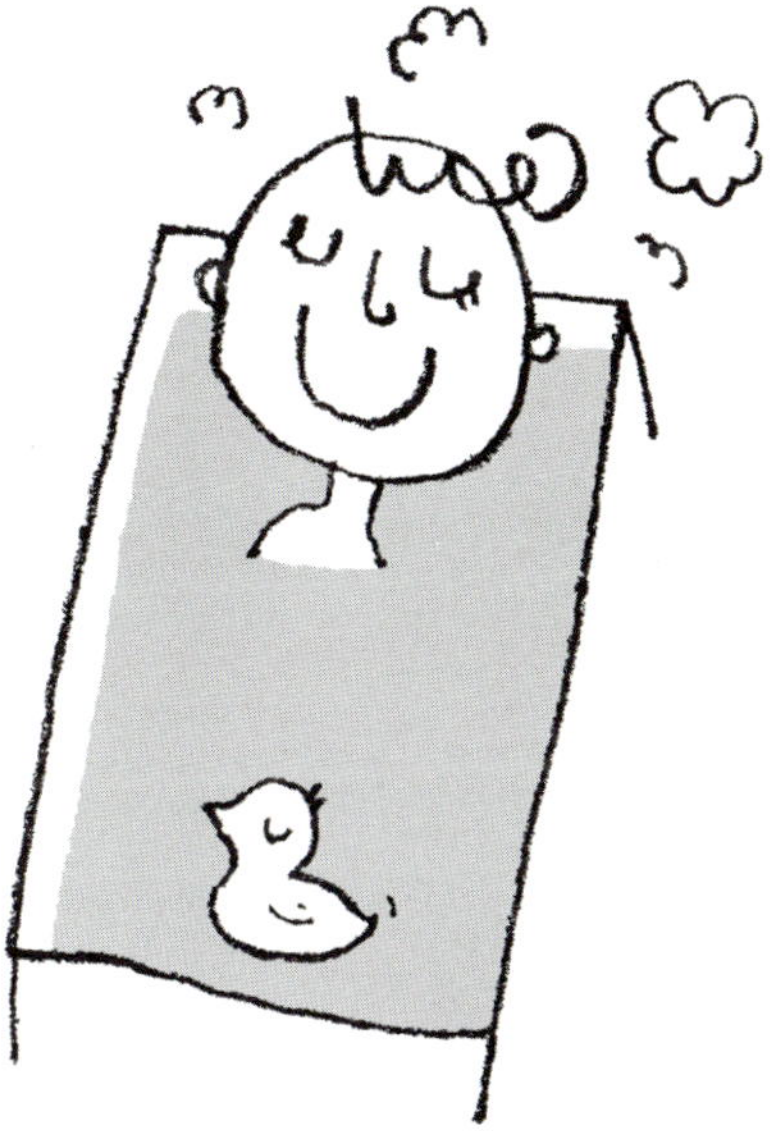

便活その1

腸を温める

腸内環境が悪くなり、腸のぜん動運動がにぶくなると、腸の血行が悪くなってしまいます。血行が悪いと、腸が冷えてしまい、善玉菌が活動しにくい状態となるのです。きちんと湯船につかって血行を促進し、腸を温めることを意識しましょう。

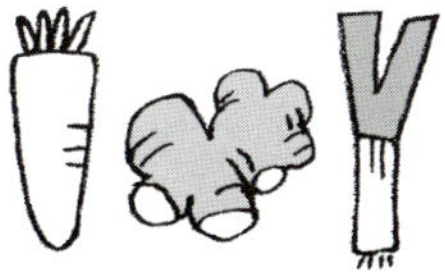

体を温める食べものを摂るのも効果的です。にんじん、しょうが、ねぎなどは体を温める野菜で、食物繊維も含まれているのでおすすめです。

便活その2

腹式呼吸をする

息を吸うときにお腹をふくらませ、吐くときにお腹をへこませる腹式呼吸は、お腹を大きく動かすので腸への刺激になります。そのため、ぜん動運動が促されて便秘解消につながります。また、腹筋も使うので、便を「出す力」も鍛えられます。

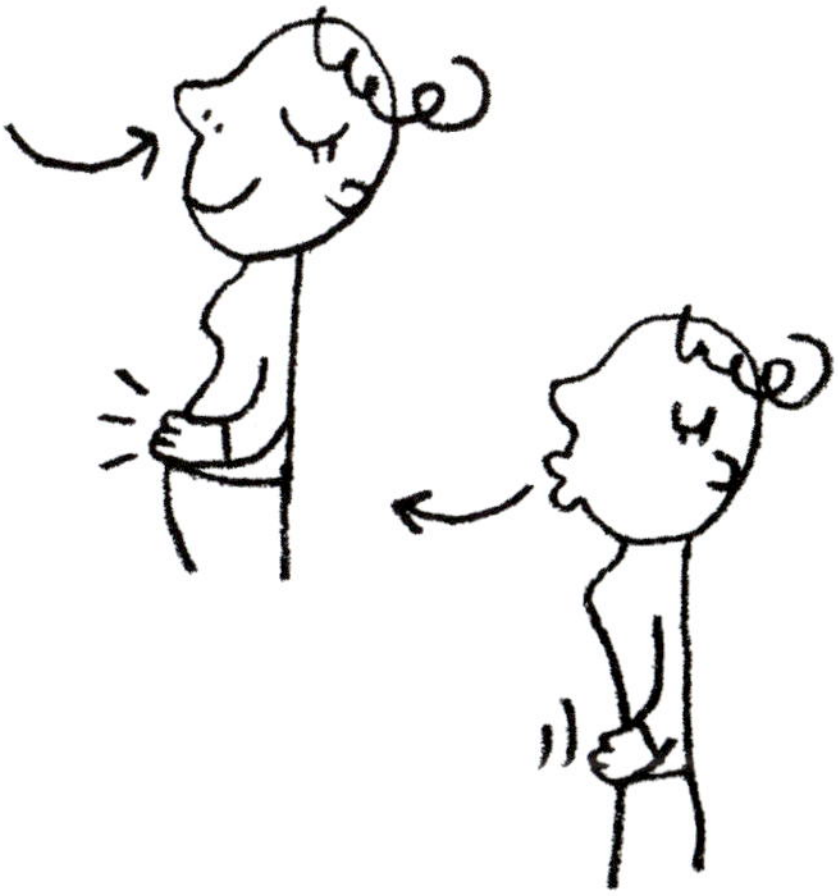

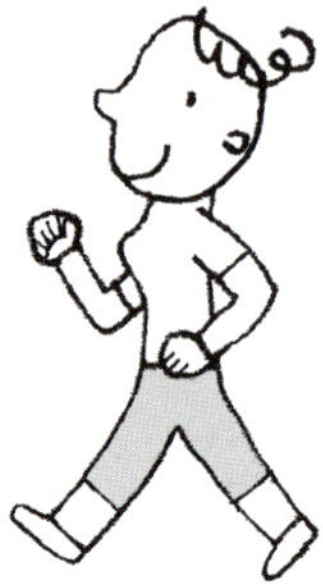

便活その3

ウォーキングをする

目標をもって運動を日常に摂り入れることは、生活習慣の改善につながり、結果として腸内環境を良くすることになります。一番取り入れやすいのがウォーキングです。ぜひ習慣化してください。

DR.辨野《べんの》の体験談

愛犬の散歩でウォーキングを習慣化

50歳のときに健康診断で肥満などを指摘され、大腸がんの危険性があることを知った私は、ライフスタイルを改善することにしました。食事制限とともに行なったのがウォーキングです。毎朝5時起きで愛犬を連れて散歩に出かけるようにしました。両足に重りをつけ、スウェットスーツを着て行ない、結果は2年間で14kg減。今でもその生活を続けています。

便活その4

腸をマッサージする

悪玉菌が優勢になることで腸内がアルカリ性に傾くと、腸のぜん動運動がにぶくなってしまいます。そのため、便が出にくくなるという事態に陥ってしまうのです。体内から腸内環境を良くすることが大切ですが、腸を外からマッサージしてぜん動運動を促すと、つらい便秘が解消しやすくなります。

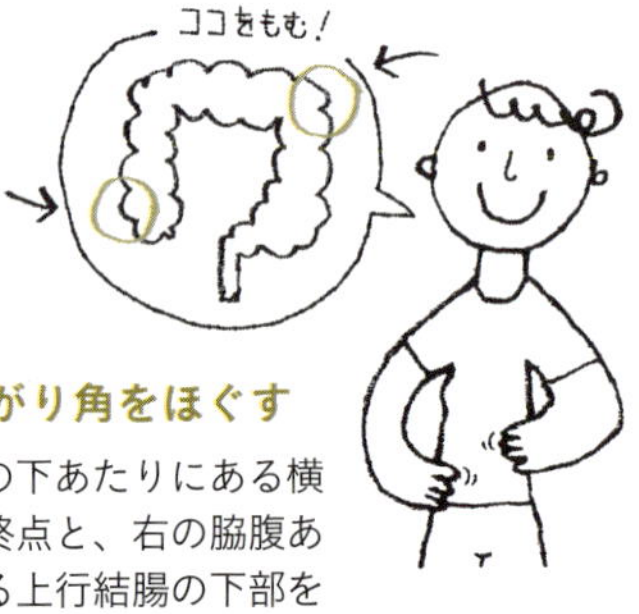

腸の曲がり角をほぐす

左の肋骨の下あたりにある横行結腸の終点と、右の脇腹あたりにある上行結腸の下部を手でもみほぐします。

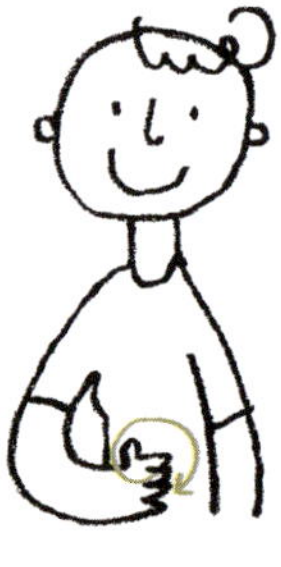

「の」の字マッサージ

右下の脇腹から時計まわりに「の」の字を描くようにマッサージしましょう。

便活その5

体をひねる体操

腹筋や腰まわりの筋肉を鍛える運動です。足を肩幅に開き、左ヒザを上げると同時に右ヒジをくっつけるようにひねります。右ヒザと左ヒジも同様に行ないましょう。これを適宜繰り返します。

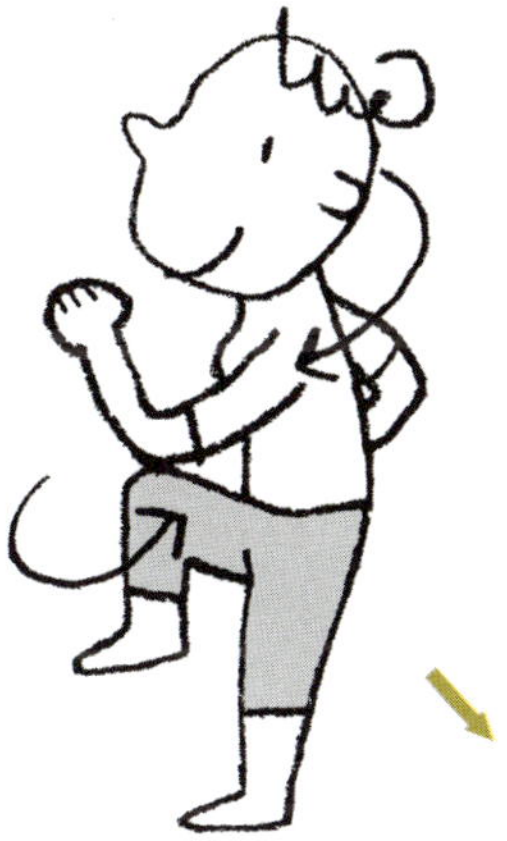

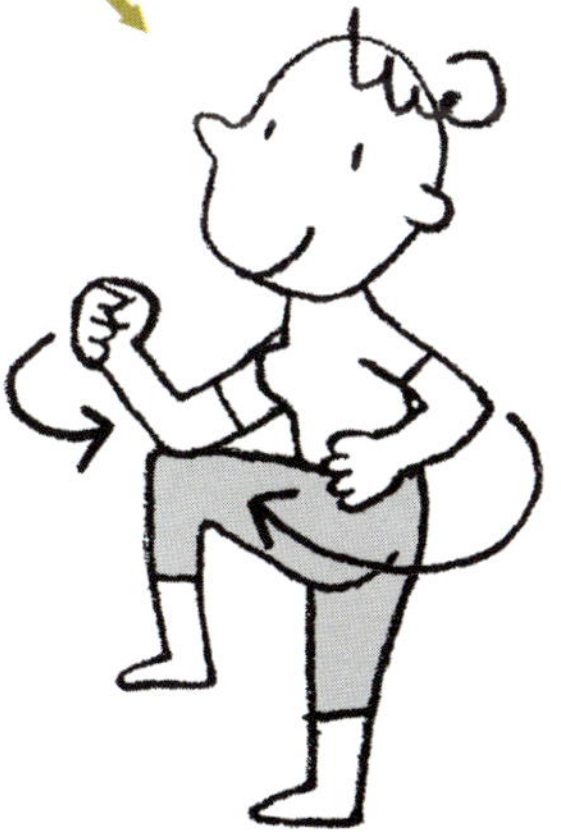

少ない回数でもいいのでじっくり行ないましょう。

便活その6

開脚スクワット

インナーマッスルを鍛える運動です。両足を肩幅に開き、両手を頭の後ろで組みます。ゆっくりと腰を落としてヒザを曲げていきます。その後、またゆっくりと元に戻しましょう。これを適宜繰り返します。

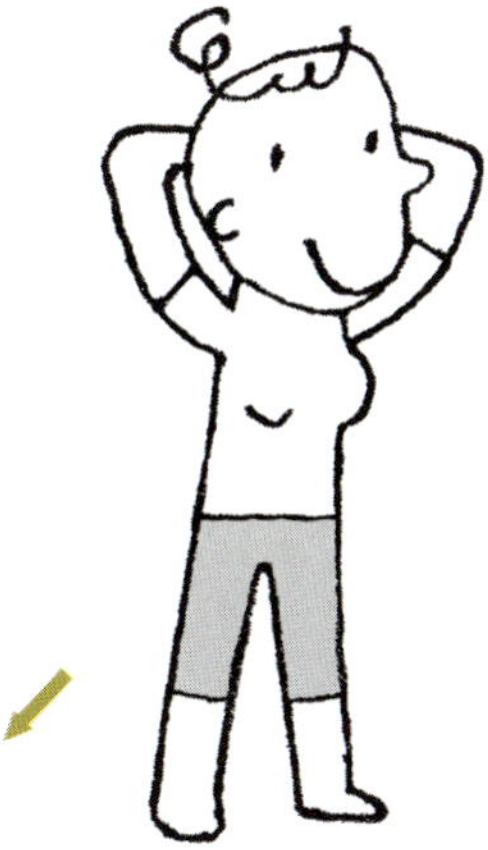

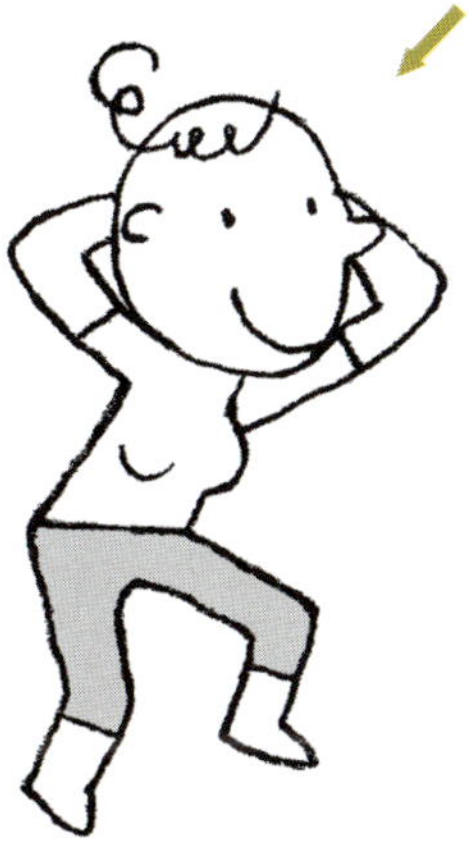

腰を落としたとき、前かがみにならないように注意してください。

COLUMN 1

母から子へと受け継がれる腸内細菌

赤ちゃんが保有している菌は母親から感染したもの

人の腸内には、約1000種、便1グラムあたり約100兆個もの細菌がすみついています。この膨大な数の細菌は、いつ、どこから腸の中に入ったのでしょう?

赤ちゃんは母親のおなかの中にいるとき、無菌状態にあります。やがて生まれてくると、そのおなかの中にはすでに大腸菌や腸球菌などが存在し、母乳やミルクを飲み始めるとともに、ビフィズス菌が増えていきます。

実は、これらの菌は母親から感染したものです。赤ちゃんは生まれてくるとき、母親の産道にある膣内細菌や腸内細菌が混合した細菌に接触することで、細菌をもらい受け、赤ちゃんの腸内に入りこんだ細菌は24時間以内に1000億個にまで増殖します。そして、赤ちゃんはさらにまわりの環境にあるさまざまな菌に接し、腸内にたくさんの細菌をもつようになります。

赤ちゃんのときにつくられた腸内細菌のパターンは変わらない

私たちの腸内細菌は、ひとりひとり形成パターンが異なります。食生活や生活環境も関係しますが、もっとも大きな影響を与えるのは母親の腸内環境です。というのも、赤ちゃんと母親は腸内細菌のパターンが酷似します。90組の母子の大便を調べたところ、75%が共通のビフィズス菌をもっていることがわかりました。

また、赤ちゃんのときに形成された腸内細菌のパターンは一生変わらないといわれています。そのため、母親の腸内環境が思いどおりでなくても、子どもにそのまま伝わることがあります。母子ともに便秘体質だったり、アレルギー体質だったりするのはよくあることで、それは体質の遺伝というよりも、腸内細菌によるものかもしれません。

生まれてくる子どもの健康を願うなら、母親は良好な腸内環境を維持することが大切になります。

第2章

乳酸菌・ビフィズス菌ってかなりスゴイ！

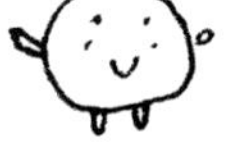

摂取するだけで、整腸作用はもちろん、
大腸がんまで予防できる可能性を秘めている乳酸菌。
ここでは乳酸菌のちょっと驚きの効果を紹介！

便秘・肌荒れに効果を発揮！

乳酸菌の効果といえばコレ！ 便秘予防&解消

通常は１日１回排便があるものです。便秘とは、３日以上排便がない症状をいいます。そう聞くと、「便って毎日出るものなんですか？」と驚く女性も少なくありません。長年便秘が続くと、それが通常の状態となり、自覚できなくなってしまうのでしょう。日本人女性の48％が便秘というデータがあります。たとえ本人が自覚していない場合でも、便秘の影響で腸内環境が腐敗しやすくなれば、さまざまな病気の原因にもなります。

乳酸菌やビフィズス菌に代表される善玉菌の健康効果で、もっとも知られているのは便秘予防&解消効果でしょう。ヨーグルトを食べたら便秘が治った……など、すでに効果を実感している人もいるかもしれませんね。

実際、多くの善玉菌に、便秘予防&解消効果があることが認められています。たとえば、「ビフィドバクテリウム・ラクティス・FK１２０株」というビフィズス菌を成人48名に、１日に１００ミリリットルずつ１週間飲んでもらったところ、便秘傾向の人の排便回数や量が増加したという結果が出ています。

これまでにも述べましたが、善玉菌を摂って腸内環境を「発酵」の状態に導くことで、質の良い便が定期的に出るようになるのです。

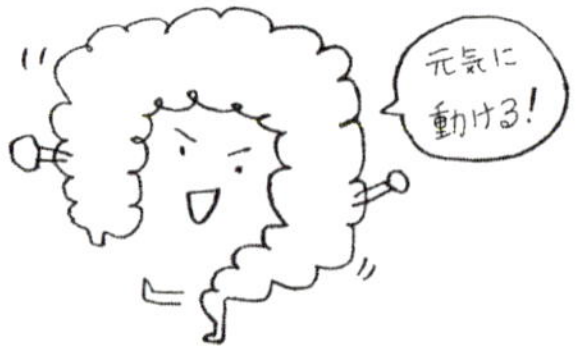

便秘予防&解消効果が期待できる菌

エンテロコッカス・フェカリス・EC-12株、エンテロコッカス・フェシウム・JEF01株、ストレプトコッカス・サーモフィラス1131株、ビフィドバクテリウム・ロングム・BB536株、ラクトバチルス・パラカゼイ・KW3110株、ラクトバチルス・ガセリ・SBT2055株、ラクトバチルス・カゼイ・N-1株、ラクトバチルス・カゼイ・シロタ株ほか多数

肌荒れ改善の秘訣は便秘解消＆保湿

便秘は病気のもとになるだけでなく、外見にも大きな影響を与えます。便秘だと肌の調子が悪いということを、経験として知っている女性も多いかもしれませんね。

腸と肌は、あまり関係がないように思われるかもしれませんが、実は密接に関わっています。便が長い時間腸内にたまっていると、腸内の悪玉菌が優勢となってしまい腸内環境が悪化します。その結果、腸内で「発酵」ではなく「腐敗」が起こり、有害物質や腐敗物質が腸管を通じて体内に再吸収されてしまうのです。その有害物質が、血管を通って全身をかけめぐると、皮膚に常在している細菌を活性化させます。それが吹き出物や肌の老化を招くのです。

このように、便秘は美肌の大敵。つまり、便秘を解消すれば、同時に美肌効果も期待できるということです。また、善玉菌の中には、肌荒れ改善効果が認められているものもあります。たとえば「ビフィドバクテリウム・ブレーベ・ヤクルト菌」は、肌の保湿効果が認められています。腸内環境を改善しながら美肌を目指せる、女性にうれしい菌なのです。

肌荒れを感じると、女性はさまざまな化粧品に頼ったり、コラーゲンやヒアルロン酸、ビタミンなどのサプリメントを摂って改善しようとしがちです。もちろん、そういった日頃のケアも大切ですが、まずは腸内環境を見直してみると、なかなか改善効果なかった肌荒れも改善できるかもしれません。

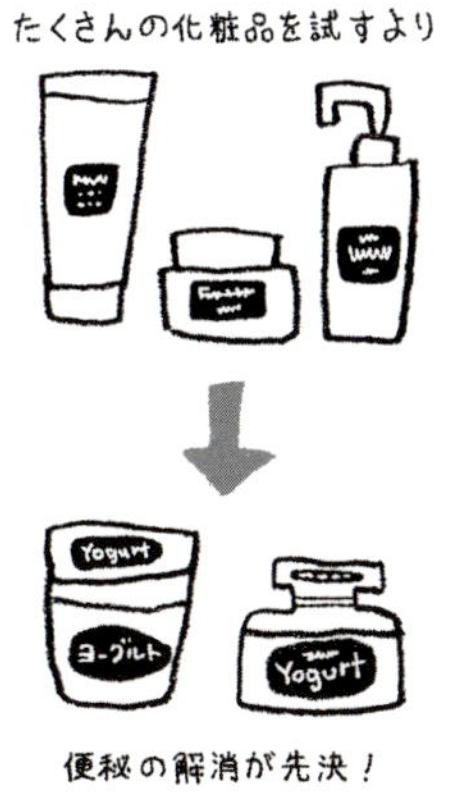

肌荒れ改善効果が期待できる菌

ビフィドバクテリウム・ブレーベ・ヤクルト株、ストレプトコッカス・サーモフィラス・1131株、ラクトコッカス・ラクティス・亜種クレモリス・FC株など

「疲れやすい」という人は免疫力強化

腸には免疫細胞の60％以上が存在している

体内に侵入してきた外敵を排除する免疫細胞。腸には、たくさんの免疫細胞が存在しています。それは、全身の免疫細胞の内60％以上を占めています。それだけ、腸は体の免疫システムに大きな影響を与えているのです。

ヒトの小腸の内壁には、絨毛《じゅうもう》と呼ばれる突起があります。絨毛の間には、パイエル板というドーム型の器官があり、ウイルスや細菌を察知する役割を果たしています。ここで敵を察知すると、リンパ球が出され、侵入を妨げてくれるのです。

このような小腸の免疫システムはよく知られていましたが、21世紀に入り、大腸も免疫システムに大きく関わっていることがわかりました。

また、大腸内で悪玉菌が優勢になることで起こる「腐敗」は、免疫システムにも異常を起こしてしまいます。

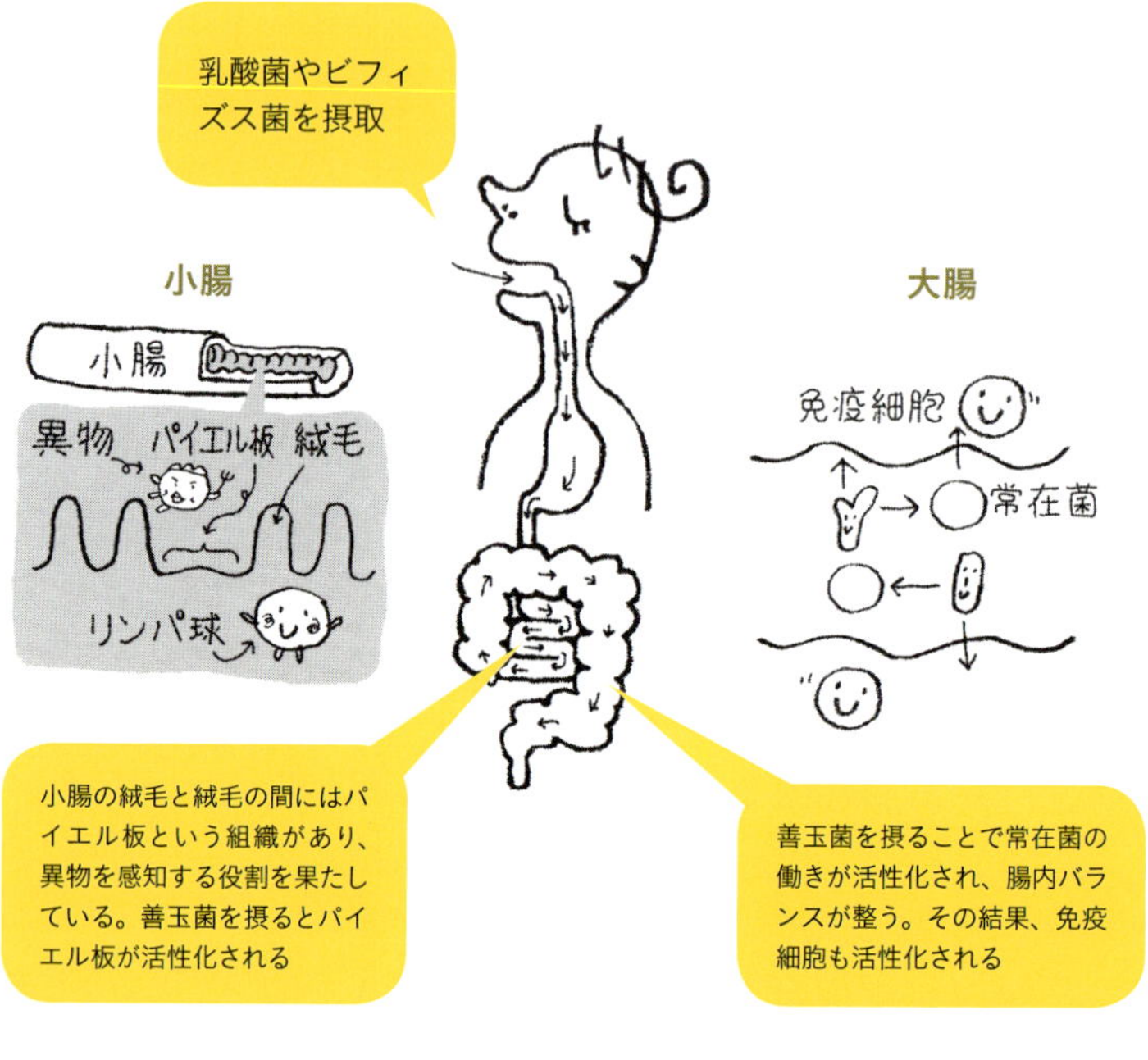
乳酸菌やビフィズス菌を摂取
小腸
小腸
異物
パイエル板
絨毛
リンパ球
大腸
免疫細胞
常在菌
小腸の絨毛と絨毛の間にはパイエル板という組織があり、異物を感知する役割を果たしている。善玉菌を摂るとパイエル板が活性化される
善玉菌を摂ることで常在菌の働きが活性化され、腸内バランスが整う。その結果、免疫細胞も活性化される

免疫力を強化させる
乳酸菌・ビフィズス菌を摂ろう

風邪を引きやすい、ちゃんと寝たのに疲れがとれない……。日頃からそんな悩みを抱えている人も多いかもしれません。そんな人は、体の免疫力が落ちている可能性が高いでしょう。

無菌マウスを使った実験があります。無菌マウスの小腸にある絨毛はもともと細く、腸管の細胞も少ないことがわかりました。また、細菌やウイルス予防に働く「免疫グロブリンA」という抗体も時間が経過するにつれて、少なくなっていました。これは、無菌マウスに抵抗力がないことを示しています。ところが、この無菌マウスに腸内細菌がすむようになると、免疫システムが正常になったのです。

このように、正常な免疫システムのためには腸内細菌は必要不可欠。乳酸菌やビフィズス菌をはじめとする善玉菌を摂って、腸内環境を整えることはとても効果的なのです。

腸内環境を改善するだけでなく、免疫力アップの効果が期待できる善玉菌もあります。そのひとつが「ビフィドバクテリウム・ラクティス・Bb-12株」というビフィズス菌です。この菌は、体内に入った病原菌を捕食するマクロファージを活性化することで知られています。

免疫力が強化されれば、さまざまな病気にかかりにくく、また、疲労回復のスピードもはやくなります。つまり、イキイキとした生活を送ることができるというわけです。

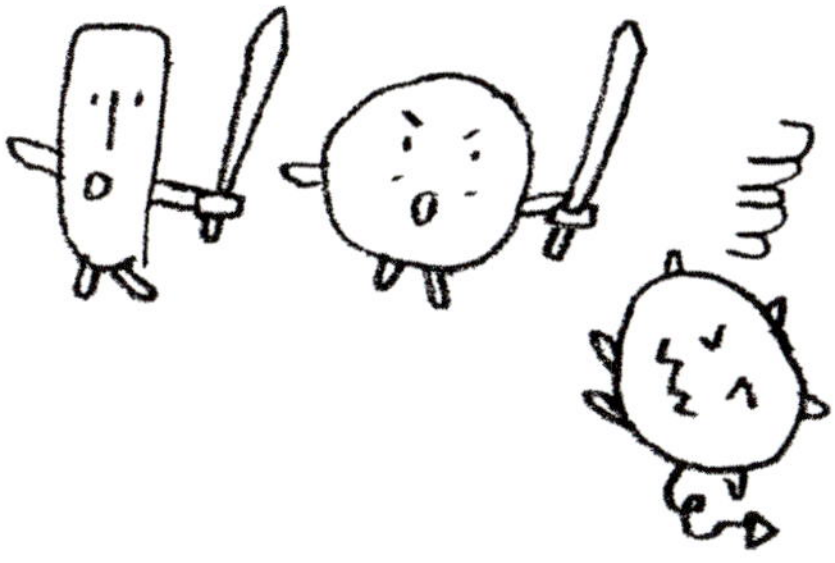

免疫力アップの効果が期待できる菌

エンテロコッカス・フェカリス・EC-12株、ビフィドバクテリウム・ロングム・BB536株、ビフィドバクテリウム・ラクティス・HN019株、ラクトバチルス・ブレービス・ラブレ菌、ラクトバチルス・カゼイ・シロタ株、ラクトバチルス・ガセリ・SBT2055株など

アトピー性皮膚炎にも効果アリ！

多くの人が悩む アトピー性皮膚炎改善のカギは？

アトピー性皮膚炎など、アレルギー疾患に悩んでいる人も多いです。日本では、国民の３人に１人が何かしらのアレルギー疾患をもっているといわれています。

アレルギー疾患は、免疫の過剰反応によって起こります。通常、ヒトは乳児期にさまざまな細菌やウイルスに感染し、免疫を学習していきます。しかし皮肉なことに、衛生状態の改善や医療の発達により、本来学習するはずの機会が少なくなっていることが実状です。その結果、免疫機能をほどよく調整する機能が弱くなり、アレルギー疾患が増えたのです。免疫機能は高ければ良いというわけではないのですね。

このようなアレルギー疾患にも腸内細菌は大きく影響しています。腸内環境を整え、免疫システムを正常に保つことが大切です。

アトピー性皮膚炎を改善させる 乳酸菌ＬＧＧとは

アトピー性皮膚炎は、現在のところ原因は特定されておらず、根本的な治療法も見つかっていません。そのため、多くの患者がステロイド剤の塗布などの対処療法を施しながら、日々症状と戦っているのが現実です。

乳酸菌やビフィズス菌をはじめとする善玉菌を摂って腸内細菌を活性化し、腸内を正常に保つこと。これは、免疫システムのバランスを調整する機能が正常にはたらくことにつながります。つまり、アトピー性皮膚炎などのアレルギー疾患の改善につながるということなのです。

また、善玉菌の中には、抗アレルギー作用を持ち、アトピー性皮膚炎への効果が認められているものもあります。その代表的なものが「ラクトバチルス・ラムノサス・ＧＧ株（通称ＬＧＧ菌）」です。

フィンランドのツルク大学で２０００年に出された

論文があります。アレルギー症状のある妊産婦を2つに分け、一方には子どもが生まれる6週間前からこのLGG菌を与えて、もう一方にはプラセボ（LGG菌の含まれていないカプセル）を与えました。さらに、子どもが生まれてから6カ月になるまで子どもと母親に同じものを与えました。そして、2年後アトピー症状を観察してみたのです。その結果、LGG菌を飲んだ子どものアトピー発症率は23％、別のカプセルを飲んだ子どもは46％でした。

このように、LGG菌は、アトピーの発生予防につながることがわかっています。

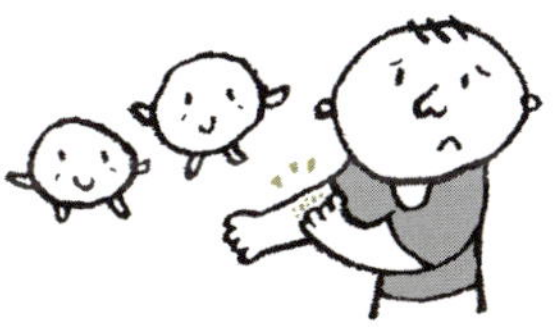

アトピー性皮膚炎への効果が期待できる菌

ラクトバチルス・ラムノーサス・GG株（LGG菌）、ビフィドバクテリウム・アニマリス・亜種ラクティス・LKM512株、ラクトバチルス・アシドフィルス・L-55株、ラクトバチルス・アシドフィルス・L-92株など

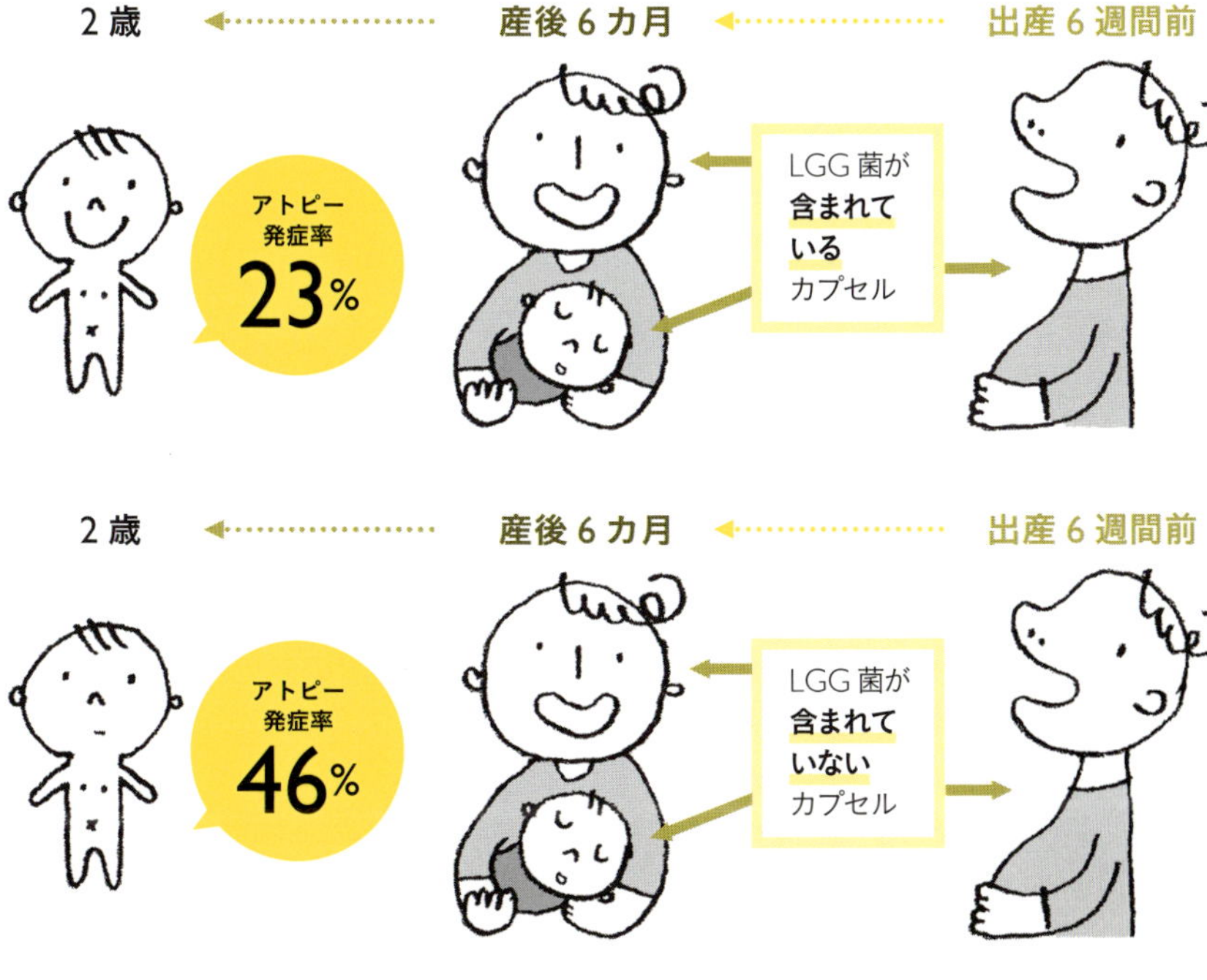

善玉菌は花粉症を軽減する

年々増えている花粉症患者
その原因は免疫バランスの悪化

春が近づくにつれて鼻がムズムズしたり、目がかゆくなったり、毎年憂鬱に感じている人も多いのではないでしょうか。日本では、年々花粉症患者の数は増えています。重度の人から軽度の人まで、程度はそれぞれですが、今では日本人の４人に１人が花粉症患者であるともいわれています。

前ページでも述べましたが、それは他のアレルギー疾患と同じで、免疫力の過剰反応によって引き起こされています。

乳酸菌やビフィズス菌をはじめとする善玉菌を摂ることで、腸内細菌を正常に働かせ、腸内環境を整えることは、花粉症軽減にも役に立ちます。

また、花粉症に効果があることが実証されている乳酸菌を摂るとさらに効果的です。

免疫力調整の仕組み

免疫

ウイルスなどの異物を体の外へと追い出す防衛システム

免疫力が上がりすぎると

異物に対して体が過剰飯能し、アレルギー症状を引き起こす

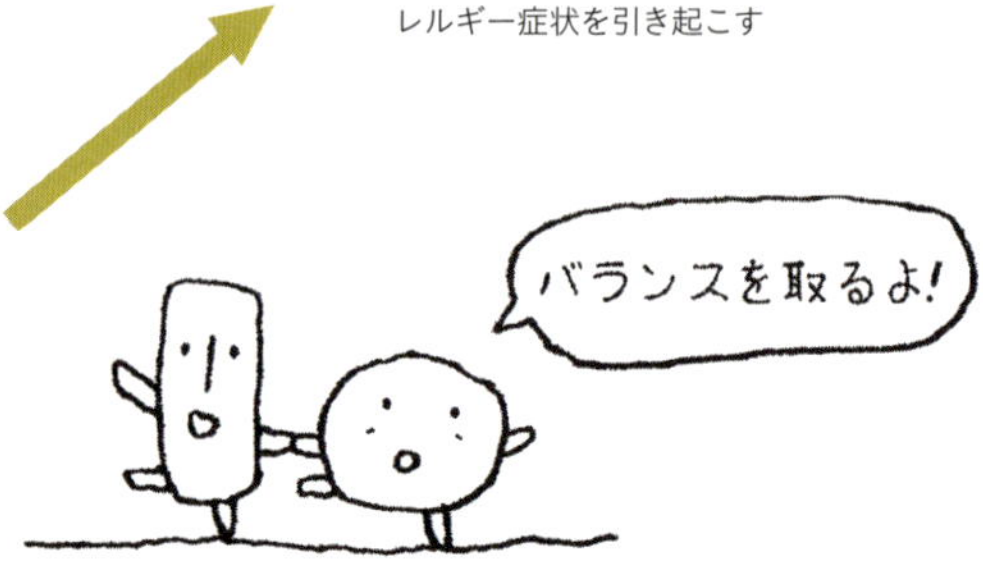

免疫力が下がりすぎると

異物に対して抵抗力が弱まり、病気へのリスクが高くなる

花粉症改善が期待できる乳酸菌・ビフィズス菌を摂ろう

花粉症への効果が認められている善玉菌は、ヒト由来の乳酸菌である「ビフィドバクテリウム・ロングム・ＢＢ５３６株」です。

２００４年に花粉症患者40人を対象に行なわれた実験を紹介します。40人のうち半数には、「ビフィドバクテリウム・ロングム・ＢＢ５３６株」の入ったヨーグルトを、もう半数には、この菌を入れないヨーグルトを本人たちにはわからないように14日間、毎日２００グラムずつ食べてもらいました。その後、くしゃみ、鼻水、目のかゆみなどの症状の変化を調べたところ、この菌を配合したヨーグルトを食べたグループは、すべての症状において緩和しました。とくに、目と鼻のかゆみが軽減されたのです。この結果は、「ビフィドバクテリウム・ロングム・ＢＢ５３６株」が、花粉に反応してアレルギーを起こしやすくする免疫担当細胞「Ｔｈ２」を抑え、ウイルスやがん細胞に反応する免疫担当細胞「Ｔｈ１」を活性化させたことで、症状が軽くなったと考えられます。

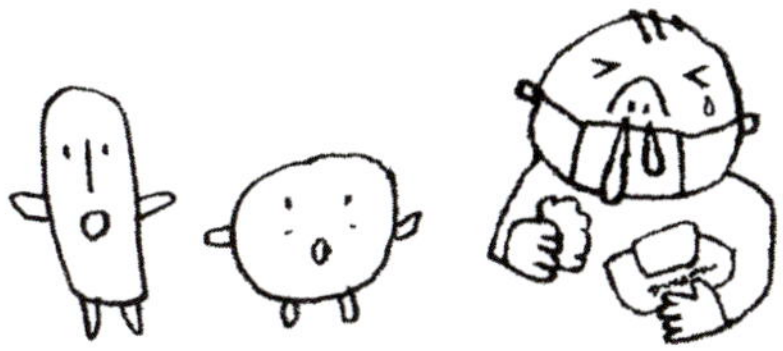

DR.辨野《べんの》の体験談

花粉症の軽減を身をもって体験！

かつて、私も重度の花粉症でした。くしゃみと鼻水がひどく、花粉症の季節には、毎日1箱以上のティッシュを消費するほどでした。しかし、それも過去の話です。今は、ほとんど症状が治まりました。私が実践したのはひとつだけ。「ビフィドバクテリウム・ロングム・BB536株」入りのヨーグルトを毎日500グラム食べたことです。今では、そのときのつらさがウソのようです。

花粉症改善効果が期待できる菌

ビフィドバクテリウム・ロングム・BB536株、ラクトコッカス・ラクティス・亜種クレモリス・GCL1176株、ラクトバチルス・パラカゼイ・KW3110株、ラクトバチルス・カゼイ・シロタ株など

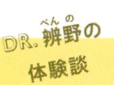

インフルエンザの予防にも効果アリ！

いろいろな型がある インフルエンザウイルス

乾燥する時期になると毎年流行するインフルエンザ。感染力が強く、発症すると何日も仕事や学校を休まなければならないため、できればかかりたくないものです。インフルエンザの予防のため、予防接種を受けているという人も少なくないことでしょう。

もちろん、予防接種は効果的ですが、インフルエンザウイルスにもさまざまな型があり、どのウイルスが流行するかの予想が外れてしまうと、その効果が低下してしまいます。そのため、腸内細菌を活性化させて腸内環境を良くし、免疫力を正常に保っておくことも忘れてはいけません。

正常な免疫力が維持されていれば、インフルエンザウイルスが体の中に入っても、発症しにくくなり、もし発症しても症状が軽減されることが期待できます。

インフルエンザ予防効果が 期待できる乳酸菌

乳酸菌やビフィズス菌をはじめとする善玉菌を積極的に摂ることがインフルエンザ予防につながることは理解されたかと思います。善玉菌の中でも、インフルエンザに対する効果が実証されている菌についてお話をしましょう。

それは、みなさんよくご存知の『ヤクルト』（ヤクルト）に含まれる乳酸菌「ラクトバチルス・カゼイ・シロタ株」です。インフルエンザウイルスにかかった老齢のマウスにこのシロタ株を入れたエサを4カ月与えたところ、免疫に関係するＮＫ細胞の活性が上がり、体内のインフルエンザウイルスの量が減ったのです。シロタ株を与えなかったマウスは、ＮＫ細胞の活性が下がり、インフルエンザウイルスの感染が重症化してしまいました。

ＮＫ細胞は、ナチュラルキラー細胞といい、その名のとおり、「殺し屋」の役割を果たします。ウイルスなどの敵を見つけると攻撃し、殺してくれるのです。シロタ株は、このＮＫ細胞を活性化する役割を果たすことがわかっています。ＮＫ細胞は、インフルエンザや風邪などのウイルスのほか、がん化した細胞を殺す働きもするため、がん予防にも効果があるといわれています。

また、「ラクトバチルス・アシドフィルス・L-92株」という乳酸菌にも、インフルエンザや風邪の予防効果があることがわかっています。L-92株の入ったヨーグルトを冬の時期、毎日１００グラムずつ8週間食べてもらったところ、食べていないグループに比べてインフルエンザウイルスの濃度が低いという結果が出ました。また、ウイルスに感染して発症した場合も、38度以上の熱が出た人の割合がヨーグルトを食べたグループのほうが低く、せきやのどの痛みといった症状も軽いことがわかりました。このように、予防だけでなく、諸症状を緩和する力があることが期待されています。

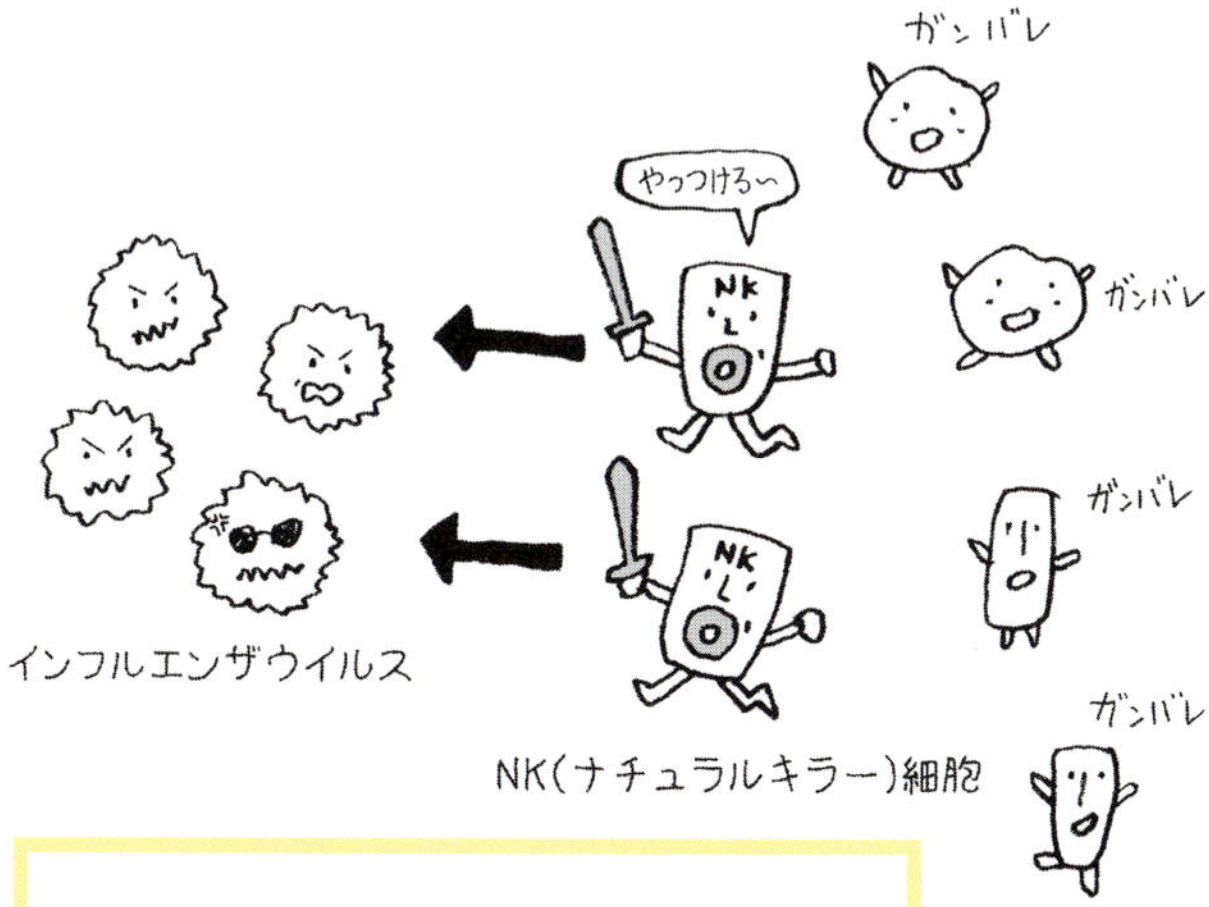

**インフルエンザ・
風邪予防の効果が期待できる菌**

ラクトバチルス・カゼイ・シロタ株、ラクトバチルス・アシドフィルス・L–92株、ラクトバチルス・ペントーサス・S-PT 84株など

高血圧予防にはラクトトリペプチド

高血圧を放っておくと生活習慣病になる可能性大

動脈硬化や狭心症、心筋梗塞といった、命にかかわる病気を引き起こす原因となる高血圧。高血圧は、長年の生活習慣が積み重なって引き起こされることが多いものです。高血圧のおそろしいところは、自覚症状がほとんどないことです。「サイレント・キラー」とも呼ばれており、無自覚のままに、少しずつ血管が蝕《むしば》まれていく深刻な病気なのです。

　高血圧を防ぐには、肥満にならないよう気をつけたり、ストレスの少ない日常を送ったりすることが大切。塩分を摂りすぎないことや、野菜をたくさん食べるなど食生活の改善も必要です。

　また、生活習慣の改善と同時に、乳酸菌の力を借りることでも予防に効果が期待できます。高血圧予防にどのように働くのかを見ていきましょう。

高血圧予防の効果が期待できるラクトトリペプチドとは？

高血圧予防にも効果が期待できる乳酸菌。そのキーワードとなるのが、「ラクトトリペプチド（ＬＴＰ）」です。これは、牛乳に含まれる乳タンパク質カゼインを乳酸菌が分解することで生まれる有効成分のこと。このラクトトリペプチドには、アンジオテンシン変換酵素（ＡＣＥ）の働きを抑制する作用があります。

　アンジオテンシン変換酵素といってもピンとこないかもしれませんね。まずは高血圧が起こる仕組みを見てみましょう。体内で産生される生理活性物質の中に、血管を収縮させ、血圧を上げる「アンジオテンシンⅡ」と、その効果のない「アンジオテンシンⅠ」があります。高血圧は、アンジオテンシン変換酵素と呼ばれる物質が、「アンジオテンシンⅠ」を「アンジオテンシンⅡ」に変えてしまうことで起こります。

そこで活躍するのが、乳酸菌です。乳酸菌は、牛乳に含まれるカゼインを分解し、ラクトトリペプチドを産生します。ラクトトリペプチドは、アンジオテンシンⅠがⅡへと変換されるのを抑制するため、高血圧の予防につながるのです。

また、ラクトトリペプチドの力はそれだけではありません。実は、血管年齢を若返らせる効果があることもわかっているのです。血管年齢は、血管の硬さを示す指標のようなものです。血管年齢が若ければ若いほど血管は柔らかく、歳をとっていればいるほど血管は硬くなります。血管が硬いと、それだけ動脈硬化のリスクが高くなります。血管を若返らせるラクトトリペプチドは、高血圧を予防し、動脈硬化を防ぐという生活習慣病予防に心強い成分です。

乳酸菌の中でも、「ラクトバチルス・ヘルベティカス・CM4株」は、とくにラクトトリペプチドを産生する働きが強いといわれています。

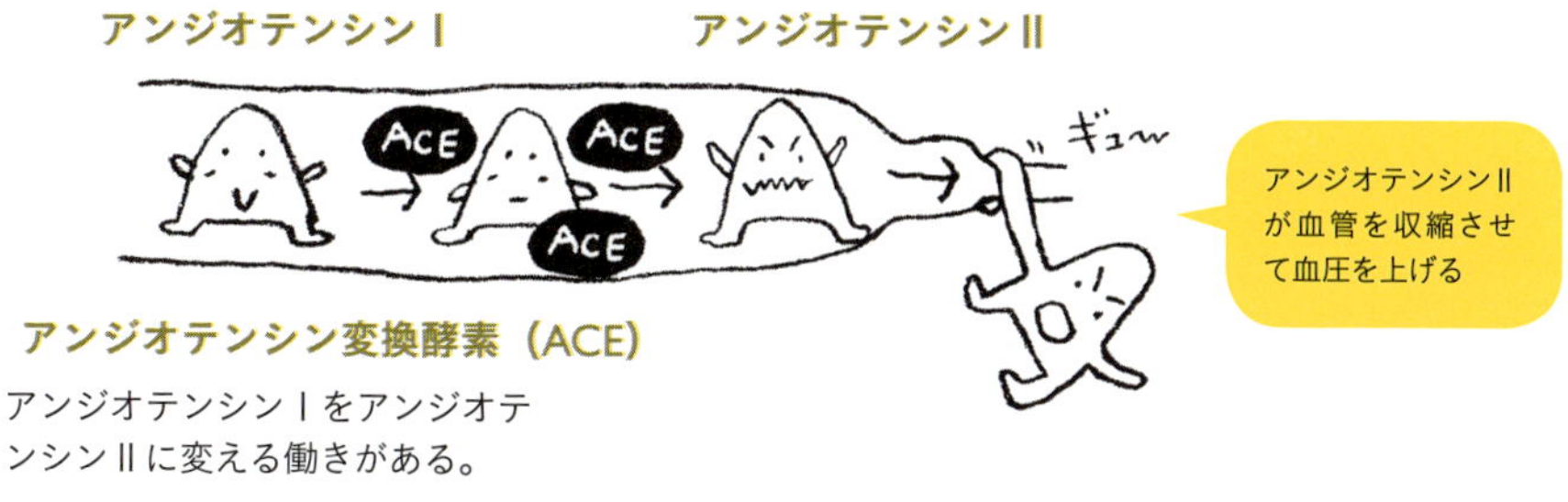
アンジオテンシンⅠ
アンジオテンシンⅡ
ACE
ACE
ACE
ギュ〜
アンジオテンシンⅡが血管を収縮させて血圧を上げる
アンジオテンシン変換酵素（ACE）
アンジオテンシンⅠをアンジオテンシンⅡに変える働きがある。

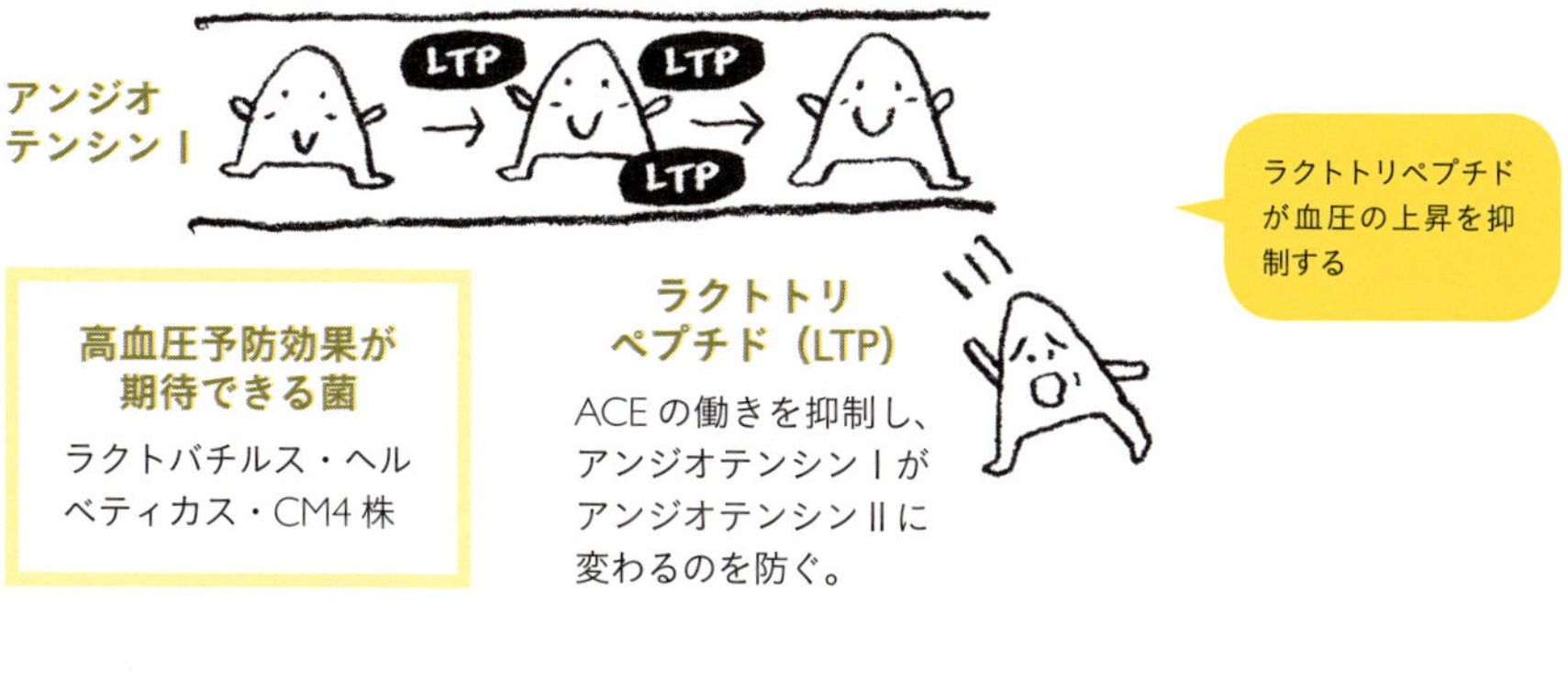
アンジオテンシンⅠ
LTP
LTP
LTP
ラクトトリペプチドが血圧の上昇を抑制する
ラクトトリペプチド（LTP）
ACEの働きを抑制し、アンジオテンシンⅠがアンジオテンシンⅡに変わるのを防ぐ。
高血圧予防効果が期待できる菌
ラクトバチルス・ヘルベティカス・CM4株

乳酸菌でコレステロール値を下げる

コレステロールが高いと動脈硬化のリスクがアップ

コレステロールというと、動脈硬化や心筋梗塞の原因となる「悪い物質」というイメージを持っている人が多いかもしれません。しかし、コレステロールは、ヒトの体にとってなくてはならない大切なもの。ホルモンを構成したり、脂肪やビタミンの吸収を助ける胆汁酸のもととなったりしています。そのため、少なければいいというわけではありません。

問題なのは、余分なコレステロールを血管内に蓄積させて動脈硬化を引き起こす悪玉コレステロール。この悪玉コレステロールの値が高すぎるとリスクになるのです。

コレステロールの値を正常に保つには、運動不足の解消や食生活の見直しが必要です。また、乳酸菌やビフィズス菌をはじめとする善玉菌にも、それをサポートする働きがあるといわれています。

腸管内の乳酸菌がコレステロール値を調整する

乳酸菌の持つコレステロール値調整作用についてみていきましょう。食事から摂り入れられたコレステロールは、腸管から血液へと吸収されていきます。そのとき、腸管に存在している乳酸菌が、コレステロールの一部を体外に排出するのです。

このように、乳酸菌はコレステロール値を調整するサポートを行なっているのです。コレステロール値を調整することがわかっている乳酸菌は、「ラクトバチルス・ガセリ・ＳＢＴ２０５５株」、「ラクトコッカス・ラクティス・亜種クレモリス・ＧＣＬ－１１７６株」、「ラクトコッカス・ラクティス・亜種クレモリス・ＦＣ株」などです。

生活習慣の改善とともに、乳酸菌の力を借りてコレステロール値を正常に保ちましょう。

乳酸菌がコレステロールを体外に排出する

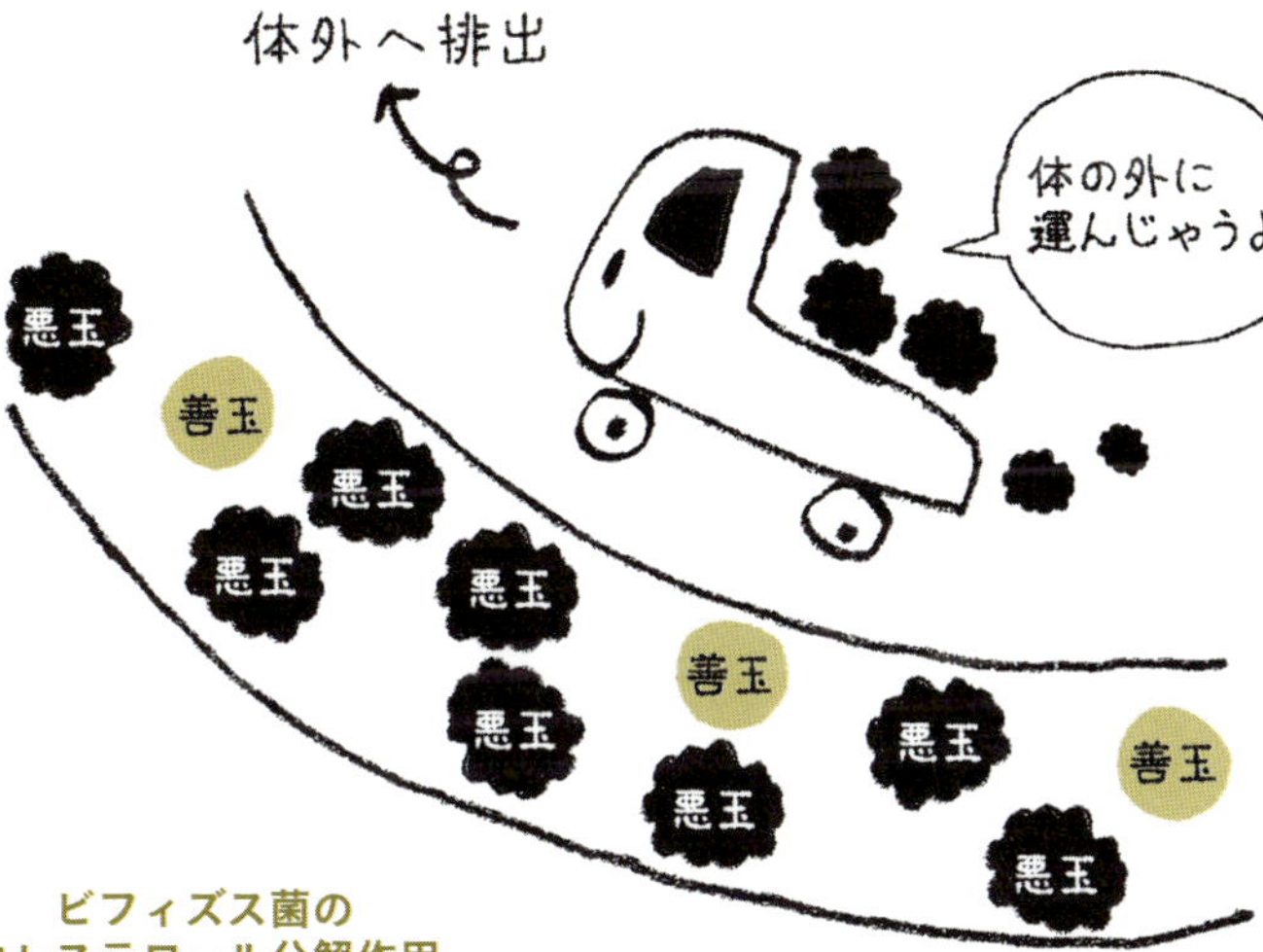
体外へ排出
体の外に
運んじゃうよ
悪玉
善玉

ビフィズス菌のコレステロール分解作用

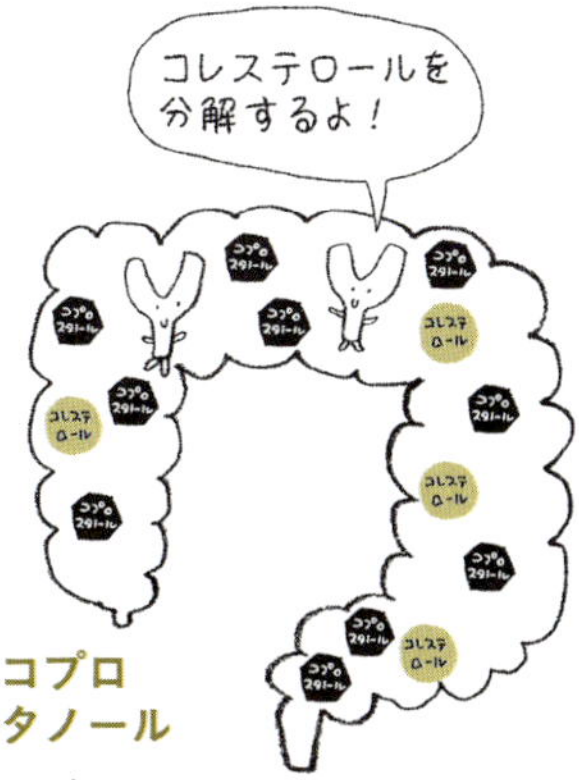
コレステロールを
分解するよ！

コプロスタノール
腸で吸収されにくい！

ビフィズス菌がコレステロールを吸収しにくい物質に分解

乳酸菌だけでなく、ビフィズス菌にもコレステロール値調整作用はあります。ビフィズス菌は、腸内にあるコレステロールの約半分を、コプロスタノールに分解する働きがあるのです。コプロスタノールは、腸で吸収されにくいため、これによってもコレステロールの吸収が妨げられ、コレステロール値の上昇を防いでいるのです。

コレステロール値の調整作用がある菌

ラクトバチルス・ガセリ・SBT2055株、ラクトコッカス・ラクティス・亜種クレモリス・GCL1176株、ラクトコッカス・ラクティス・亜種クレモリス・FC株、ビフィドバクテリウム・ロングム・BB536株など

2年間で14キロも痩せた! ダイエット効果

腸内細菌が太りやすさを左右する

肥満の原因は、運動不足と食べ過ぎです。これは間違いありませんが、同じぐらい運動して、同じものを食べたとしても、太りやすい人とそうでない人がいます。この違いは何なのでしょうか。実は、この違いにも、腸内環境が関係していることがわかってきています。

２００６年に、アメリカのワシントン大学で、ジェフリー・ゴードン博士の研究グループによって行なわれた実験です。腸内細菌には、ファーミキューテス類とバクテロイデーテス類という２つの大きな微生物群がいるのですが、肥満のマウスとやせたマウスについて、その２つの微生物分のどちらが多いかを調べました。その結果、太ったマウスにはファーミキューテス類が多く、やせたマウスにはバクテロイデーテス類が多いということがわかったのです。これは、肥満型とやせ型の腸内細菌ではバランスが異なるということを指しています。

これは、ヒトの場合にもいえることでした。さらに、肥満の人が食事指導によってダイエットしたところ、バクテロイデーテス類が増え、やせ型の腸内細菌のバランスに近づいたのです。

このことは、やせやすいか、太りやすいかといった体質まで、腸内環境によって変えることができる可能性があるということを示しています。

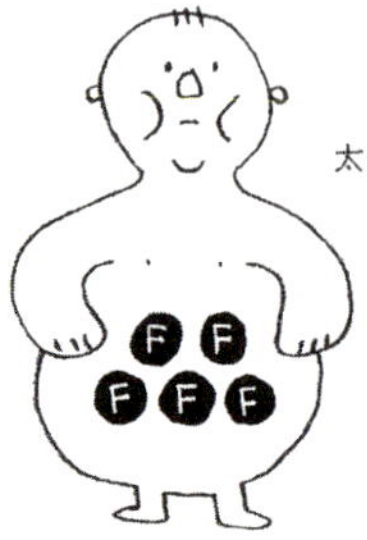

太った人

ファーミキューテス＝Fが多い体型の人

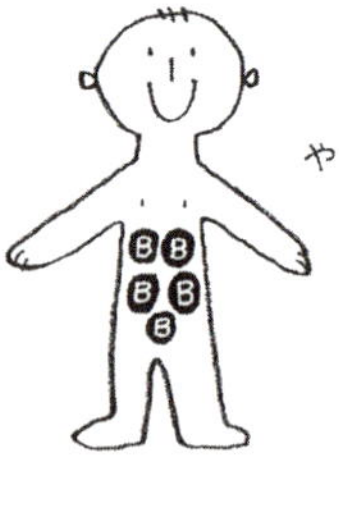

やせた人

バクテロイデーテス＝Bが多い体型の人

乳酸菌がもたらす
ダイエット効果はスゴイ！

　肥満の人に特徴的なファーミキューテス類が、自分の腸内にたくさんいたらどうしようと不安になってしまいますね。しかし、腸内環境を整えることで、便秘が解消されたり、血行が良くなったりすることは、やせやすい体をつくることにつながるのです。

　また、内臓脂肪を減らすなどのダイエット効果が確認されている乳酸菌もあります。それは、「ラクトバチルス・ガセリ・SBT2055株」です。肥満傾向の人に、この菌が入ったヨーグルトを12週間、1日200グラム食べてもらいました。その結果、平均で内臓脂肪が4.6%、ウエストが1.8%、体重が1.4%、皮下脂肪が3.3%減少したのです。これは、SBT2055株が、脂肪や糖分の吸収を防いだと考えられています。

　さらに、乳酸菌「ラクトバチルス・ラムノサス・GG株」にも抗肥満作用があると考えられています。

　反対に、食べものの吸収能力を高めて太りやすくしてしまう腸内細菌の存在も明らかになりました。まだメカニズムまではわかっていませんが、今後画期的なダイエット法が見つかるかもしれません。

　肥満の腸内細菌だけを減らす方法があれば……。そう考えてしまう人も多いことでしょう。しかし、残念ながらその方法はまだ見つかっていません。ただ、肥満というのは、さまざまな病気の原因になります。肥満の菌だけを減らして、食べ過ぎや運動不足をそのままにしていていいわけはありません。やはり、食事と運動が基本なのです。

DR.辨《べん》野《の》の体験談

86kgから72kgに！

　私は50代のとき86kg体重がありました。ヒザは痛いし、痛風もひどいし、コレステロール値も高くボロボロでした。ある日、自分の腸内細菌を調べたところ、悪い菌が出てきたのです。このままではがんになる可能性が高い……。腸内細菌の研究をやっていて大腸がんになったらシャレにならないと、ダイエットを決心したのです。実はそれまで、ヨーグルトが嫌いだったのですが、ヨーグルトを毎日食べ、低脂肪・低タンパク・高食物繊維の食事をし、運動を取り入れました。その結果、2年間で14kg減。今でもそのライフスタイルを続けています。

腸内環境改善で大腸がんを予防する

近年日本で大腸がん患者がどんどん増えている！

腸がさまざまな病気の発生源となってしまうということはすでに述べました。その中でも一番おそろしいのが大腸がんです。日本人の死因第１位であるがんを部位別に見た場合、２０１２年のデータで、男性の１位は肺がん、２位は胃がん、３位は大腸がんでした。一方、女性の１位は大腸がんなのです。全体で見ると胃がんが10数年前からほぼ横ばいなのに対して、大腸がん患者は大きく増えています。

そのおもな原因は、食の欧米化で肉食がすすみ、野菜の摂取量が減っていることです。２０１２年に行なったアンケートによると、20〜40代のＯＬの約８割が「焼き肉好き」と答え、約半数が毎日１食は肉を食べているという結果が出ました。２０２０年には、大腸がんの＊罹患率《りかんりつ》が第１位になるといわれています。

＊罹患率：一定の期間に発生する患者数が全人口に占める割合のことで、発生率ともいう

腸内環境の悪化ががんの大きな要因に

肉類（動物性脂肪）の食べ過ぎは大腸がんリスクを上げるといえるでしょう。それについて、もう少し掘り下げてみていきましょう。

ヒトの体は、脂肪を分解するときに肝臓から胆汁が出ます。その胆汁は、肉類を食べすぎると過剰に分泌されてしまうものです。胆汁の腸管循環といって、小腸に排出された胆汁の大部分は、再吸収されて肝臓に戻ります。しかし、その一部が大腸に流出してしまうことが問題となります。

大腸では、腸に常在している悪玉菌が、胆汁に含まれる胆汁酸を「二次胆汁酸」に変えてしまいます。この二次胆汁酸こそが「発がん促進物質」となるのです。

発がん促進物質は、細胞をがん化させてしまうもの。腸内環境の悪化により腸の「腐敗」が進み、さまざまな

有害物質、つまり「発がん物質」がつくられると、その２つが合わさり、がんが発生してしまうのです。

肉類を食べ過ぎることで腸内の悪玉菌が優勢となることは、がんのメカニズムである「発がん物質」と「発がん促進物質」の２つをつくることになってしまうのです。

腸内環境を整えるために、肉類を食べ過ぎないこと、そして善玉菌や善玉菌のエサとなるオリゴ糖、便のもととなる食物繊維を多く摂ることが大切です。

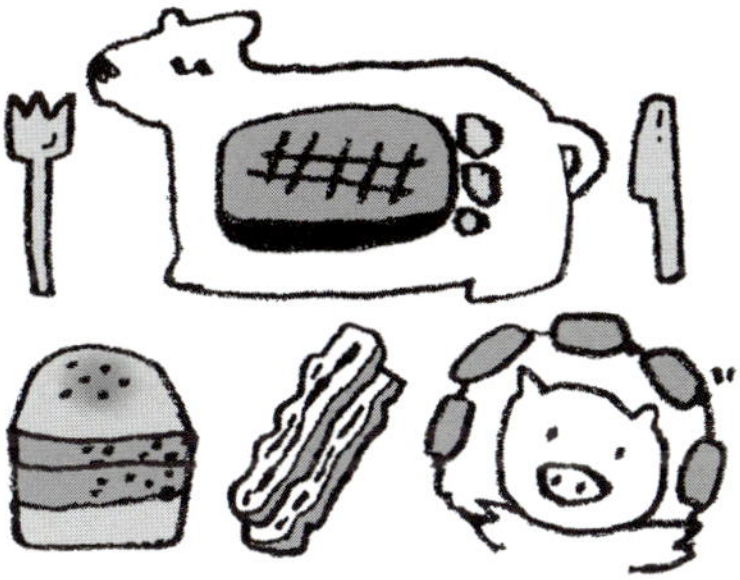

善玉菌を喜ばせることが大腸がん予防につながる

食生活の改善は、大腸がん予防のカギとなりますが、乳酸菌やビフィズス菌の力を借りることも有効です。「ビフィドバクテリウム・ロングム・ＢＢ５３６株」は、大腸がんの発生に関わる「腸管毒産生バクロイデス・フラジリス」という悪玉菌を除去する働きがあるといわれています。

また、「ビフィドバクテリウム・アニマリス・亜種ラクティス・ＬＫＭ５１２株」は、腸管のバリア機能を高めて大腸がんを予防します。

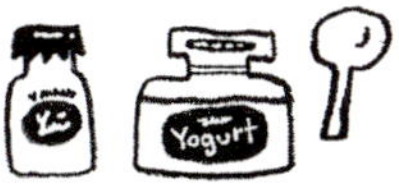

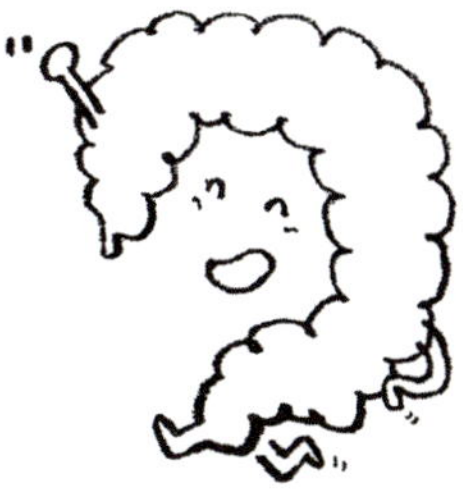

大腸がん予防効果が期待できる菌

ビフィドバクテリウム・ロングム・BB536株、ビフィドバクテリウム・アニマリス・亜種ラクティス・LKM512株、ラクトバチルス・カゼイ・シロタ株など

COLUMN 2

全国でがんの死亡率が一番低い長野県

野菜摂取量も男女ともに全国１位

日本人の死因第１位は「がん」で、日本人の２人にひとりが発症し、３人にひとりが死亡するといわれています。とくに大腸がんの患者数が男女ともに増えており、食生活の欧米化が影響しているといわれています。

厚生労働省の人口動態統計データによると、すべてのがん患者を対象にした都道府県別がん死亡率で、１番低い都道府県は長野県です。驚いたことに１９９５年から２０１２年までの18年間連続でトップの座に君臨し続けています。

長野県は野菜生産量が多い県ですが、２０１０年厚生労働省の「健康日本21」で１日の野菜摂取量を３５０グラム以上と推奨したところ、長野県の男性は３７９グラム、女性は３５３グラムと男女ともに全国１位でした。

野菜に含まれる植物繊維は腸内の善玉菌の栄養になり、悪玉菌がつくる有毒物質を体外に出す働きをもっています。大腸がんをはじめ、がん予防のために野菜摂取は重要で、がんになりにくい体がつくられているのでしょう。

減塩を呼びかける運動で健康への意識をアップ

長野県は〝海なし県〟で、寒冷地です。かつては塩漬けにした魚介や漬け物が食卓によく並び、塩分の多い食事が摂られていました。そのため、昭和40年代には脳卒中による死亡率で全国ワースト１位になり、それをきっかけに全県で「漬け物は１日小皿１杯」「みそ汁は１日１杯具だくさん」と、減塩を呼びかける運動が始められました。そして、日本有数の教育県である長野県では健康への取り組みが徹底され、現在は平均寿命１位、75歳以上の有業率男女ともに１位に輝いています。

さて、長野県の有名な野沢菜漬は、乳酸菌の発酵によって風味豊かに味わえる漬け物。この野沢菜漬を食べていることも、元気の理由なのかもしれないですね。

出典：国立がん研究センター「がん対策情報センター」

第3章

乳酸菌と食べ物

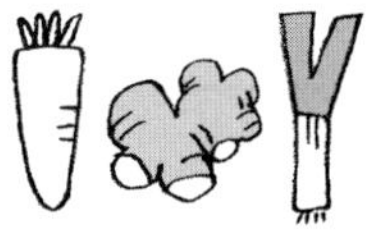

乳酸菌を摂取するには食べることが必要不可欠。
普段よく摂取している食べ物にも乳酸菌が多く含まれているものがたくさんあります。ここでは乳酸菌を多く含んでいるものや相性の良い食材を紹介します。

まずはここから！　乳酸菌の第一歩

乳酸菌を多く含んでいるものは？

善玉菌の一種、乳酸菌を体に取り入れるには、とにかく
乳酸菌を多く含む食べものを食べること！　乳酸菌は基本的に
発酵食品に多く含まれます。意外にも、日本人にとって
馴染みのある食品にもたっぷり含まれているんです

自分のほしい乳酸菌を見つけよう！

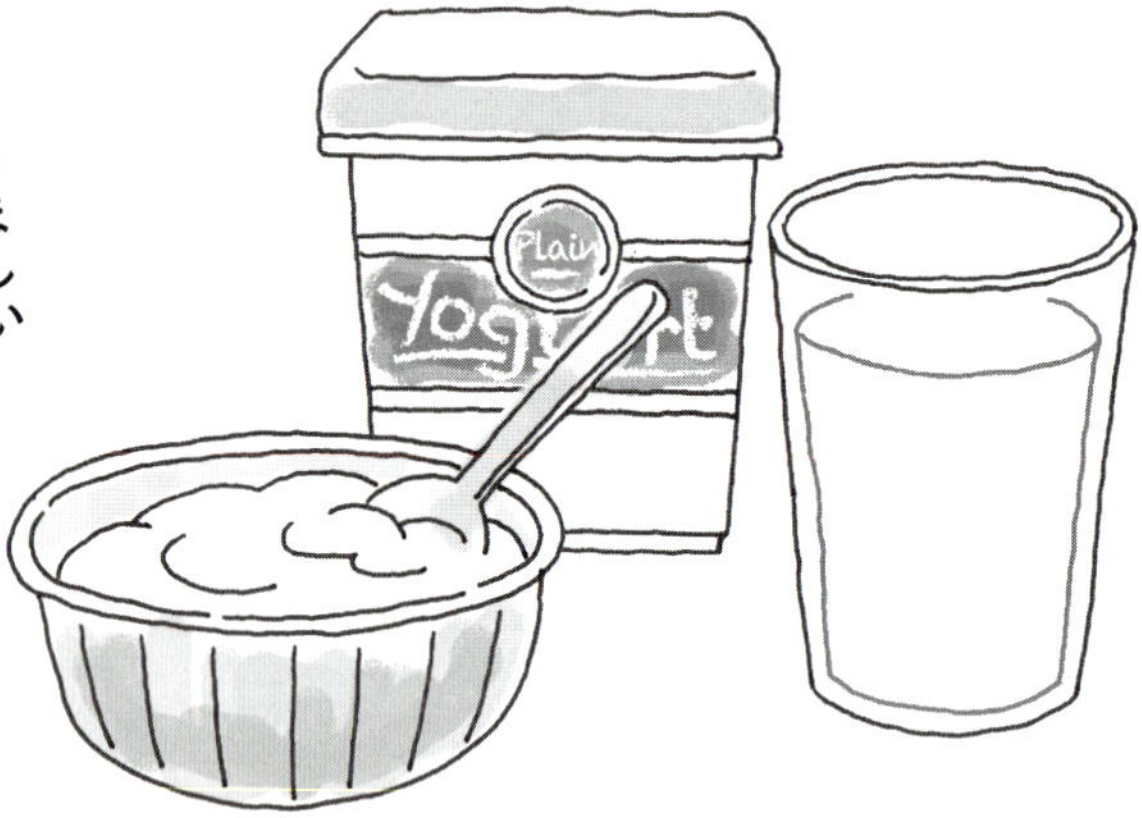

ヨーグルト

ミルクを乳酸菌や酵母で発酵させたものがヨーグルト。あのさっぱりとした味わいも乳酸菌が作り出しています。ひとくちに「ヨーグルトの乳酸菌」といっても、ブルガリクス菌、ガセリ菌、カゼイ菌、ラムノーサス菌など様々で、発酵に使われた乳酸菌によって含まれる乳酸菌も違い、その効果も違います。最近は、乳酸菌の働きを特化させた商品が出ているので、自分のほしい乳酸菌が入っているものを選ぶようにすると良いですね。

忙しい時でも、そのままさっと食べたり飲んだりできるうえに、デザートやおやつ、スムージーなどで手軽に利用できるので、現代人にとって、乳酸菌摂取に最もピッタリな食材かもしれません。

乳酸菌が
良い仕事をしてるんです！

チーズ

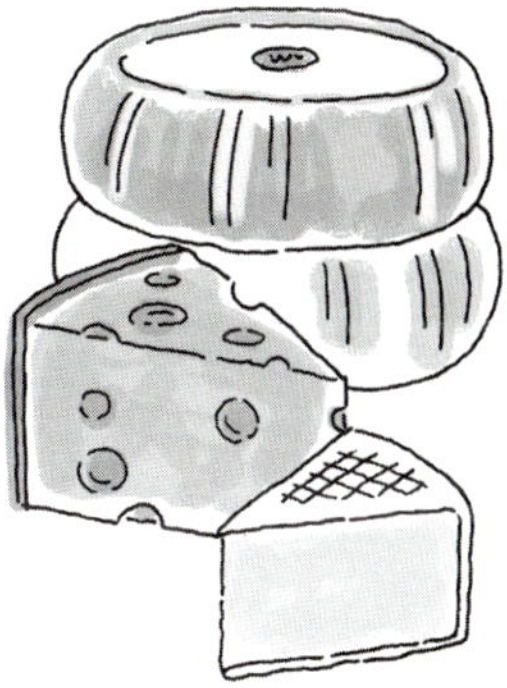

生乳を発酵させて作るチーズ。乳酸菌ラクトコッカスやレンネット（ミルクを固める時に使う凝乳酵素）、酵母などを加えて作られるのがナチュラルチーズで、それを加工したものがプロセスチーズです。チーズは〝熟成〟の期間に乳酸菌や酵素が働き、あの独特の風味や個性を生み出します。また、タンパク質や脂肪を分解し、体内で吸収しやすく変化させる働きもします。塩分が多いので、食べ過ぎは高血圧などの原因にもなるので注意ですよ。

まさに只今売り出し中の
乳酸菌界のスター

キムチ

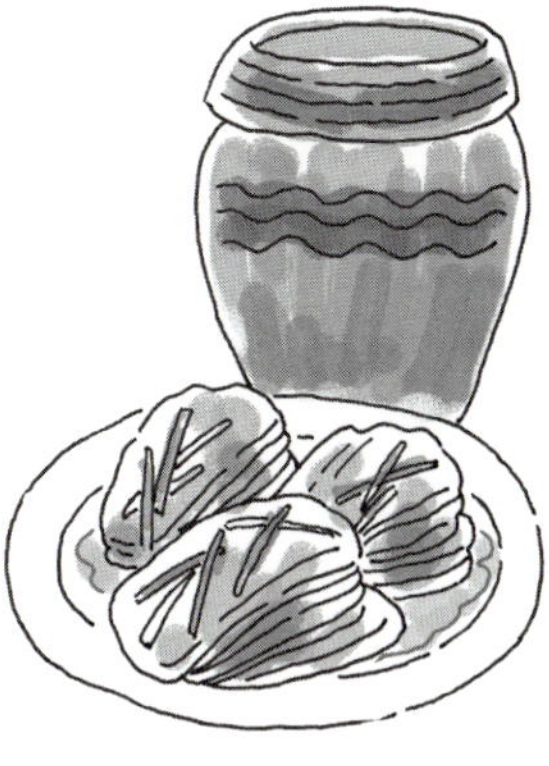

韓国の漬け物といえば、キムチ。漬け物は発酵させて作られるものなので乳酸菌が豊富に含まれています。キムチは洗わずそのまま食べるうえに、漬け汁も料理に利用されるため、乳酸菌を逃さず摂れる利点があります。栄養豊富なのもうれしいところ。とくに水キムチは乳酸菌がとても豊富。汁ごと食べる食品なので乳酸菌を逃さず、また、普通のキムチと違って辛くなく食べやすいので、とても注目されています。食べ過ぎると胃粘膜を傷めるので注意を。

これまでも、これからも、
長いお付き合い

漬け物

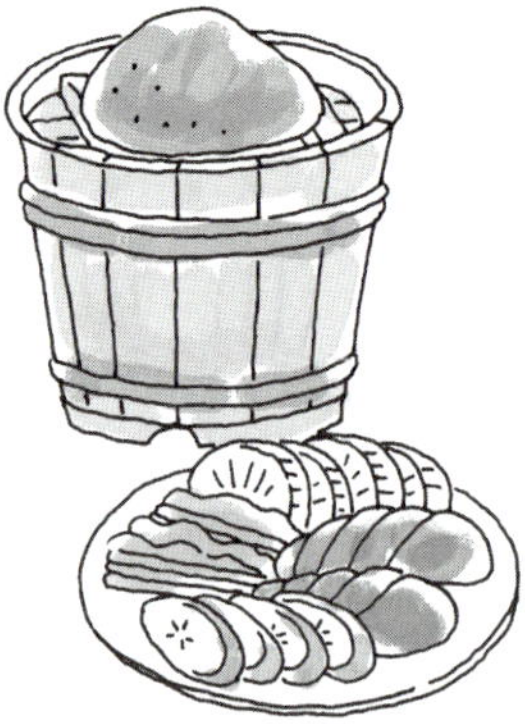

日本の食卓になじみ深い食品の漬け物。日本人がもっとも手軽に摂れる乳酸菌食材ともいえます。漬け物の中で、もっとも乳酸菌が豊富なのは「ぬか漬」。あの独特の風味や味わいも乳酸菌が作り出しています。昔の日本人の胃腸は、この漬け物に守られていたのかもしれませんね。ただし、塩を大量に使用しているため、摂り過ぎはＮＧ！　栄養のバランスを考えて、摂取しましょう。ちなみに、漬け床や調味料でおなじみの塩麹も乳酸菌が豊富です。

やっぱりホッとする
日本の伝統調味料

味噌

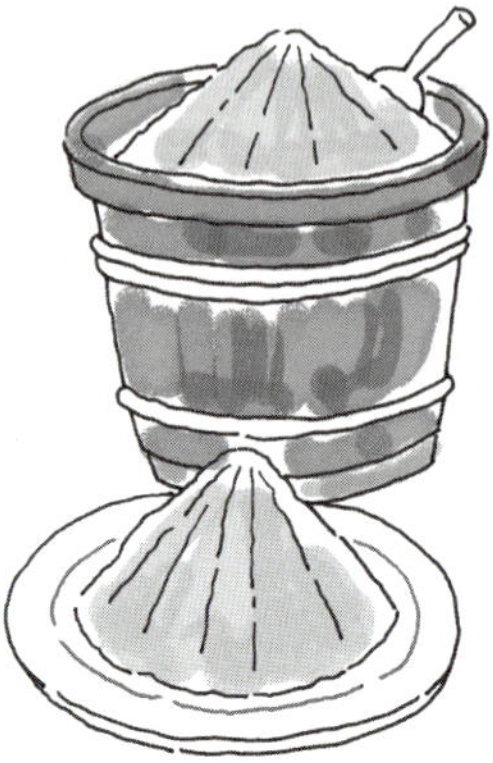

日本人に欠かせない調味料の味噌。一般的な大豆味噌のほか、麦味噌、豆味噌など色々ありますが、どれも発酵させて作られているので乳酸菌が豊富です。味噌の原料である大豆はタンパク質が豊富。乳酸菌はそのタンパク質を分解し、吸収しやすくさせ、さらに味噌の栄養価を高める働きを担っています。栄養も乳酸菌も豊富ですが、塩分も多いので摂り過ぎは禁物。ちなみに、味噌は元々は「おかず」。金山寺味噌などがその一例です。

三大醤油職人の一角を担っているんです

しょうゆ

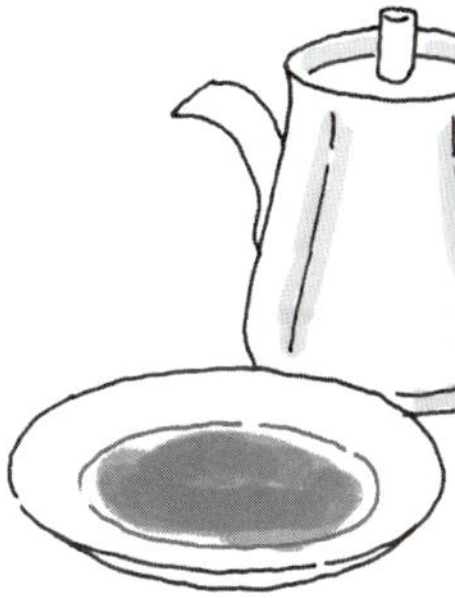

万能調味料とも呼ばれるしょうゆ。あの旨味や酸味、香りを乳酸菌・麹菌・酵母がそれぞれ協力して作り上げています。乳酸菌のおもな仕事は、「もろみ」の過程で乳酸や酢酸を生み出すこと。これは、しょうゆの味を決めるといってもいいほど重要な役割です。ちなみに、しょうゆと同じ用途で使われる魚醤（ナンプラーなど）も、乳酸菌がしっかりと仕事をして作り上げています。しょうゆも塩分が高いので、摂り過ぎには注意しましょう。

おいしいお酒には必要不可欠な存在

アルコール

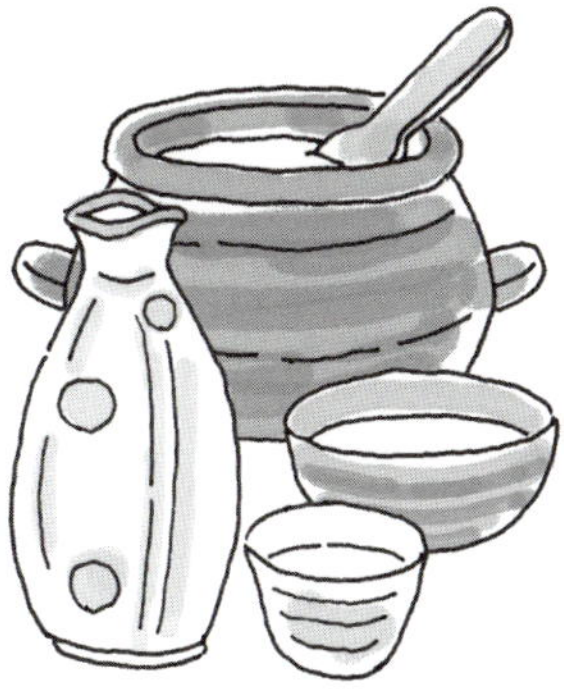

海外では乳酸菌のパワーを活かしたお酒も多く、女性に人気のあるマッコリも発酵して作られているので、乳酸菌が豊富です。日本でも最近は、乳酸菌のお酒や乳酸菌発酵の酒粕なども作られています。ただ、飲み過ぎには要注意！

弱い方も無理に飲んではダメですよ。乳酸菌は摂取できませんが、アルコール類の生産にも乳酸菌が大活躍しています。雑菌を駆逐したり、酵母を守る働きをするので、お酒を作る上で不可欠な存在でもあります。

増やして使ってパワーを得る！

乳酸菌と相性の良い食材って？

乳酸菌はただ得るだけでなく、「増やす」ことも重要です。
また、一緒に摂ることで効果を高めたり、一緒に活躍してくれる
食材もあります。乳酸菌と相性のいい食材を知って、
効率よく乳酸菌パワーを取り入れましょう

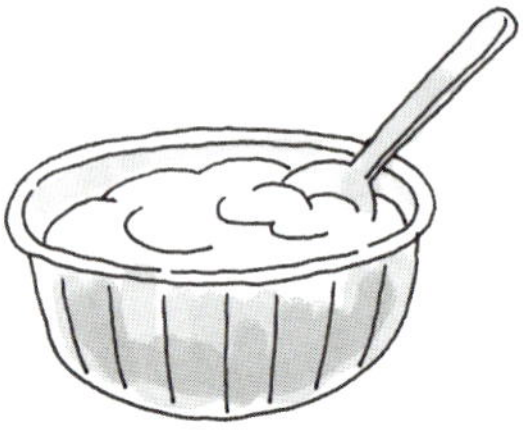

ヨーグルト

×

小松菜

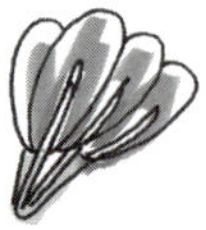

・美肌効果

ヨーグルトには美肌作りに必須のビタミンＣが欠けています。スムージーにして、小松菜の豊富なビタミンＣを補ってあげましょう。

バナナ

・乳酸菌を増やす

バナナには乳酸菌のエサとなるオリゴ糖がたっぷり！　バナナはエネルギーにもなるので、是非とも朝に食べたい組み合わせです。

にんじん

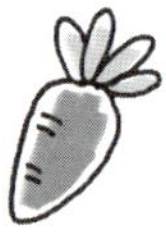

・乳酸菌を増やす
・整腸効果
・美肌効果

水溶性食物繊維*も乳酸菌のエサ。にんじんは水溶性食物繊維やカロテン、ミネラル類が豊富なので、増やし、整え、美しくする、頼もしい相方です。

蜂蜜

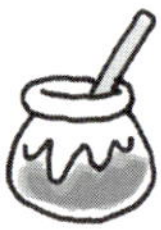

・乳酸菌を増やす
・おなかスッキリ

エサとなるオリゴ糖が含まれるだけでなく、整腸作用のあるグルコン酸を含んでいるので、おなかを整えるダブル効果も期待できます。

*水溶性食物繊維：水分保持能力と粘りがある。小腸で栄養素の消化吸収を抑える

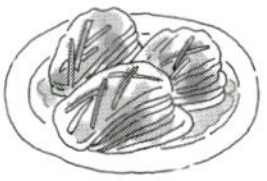

キムチ

×

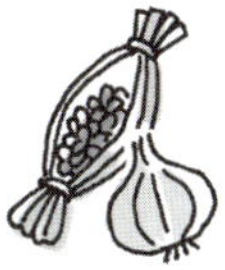

納豆、玉ねぎ

- 乳酸菌を増やす
- 心筋梗塞予防
- ダイエット効果

玉ねぎのオリゴ糖と納豆の納豆菌の働きで、乳酸菌を増やす効果は最強！　栄養面でも心筋梗塞予防やダイエットに効果アリです。

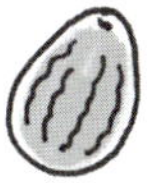

アボカド

- コレステロール値を下げる

コレステロール値を下げて調整してくれるパワーがある組み合わせです。コレステロール値が気になる人たちの強い味方になります。

豆腐

- 乳酸菌を増やす
- 動脈硬化予防

乳酸菌のエサとなるオリゴ糖を持つほか、キムチに足りないタンパク質も補います。動脈硬化予防にも効果的な、良い組み合わせです。

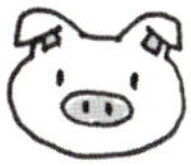

豚肉

- 疲労回復
- 美肌効果

キムチのβ-カロテン、ビタミンB、ビタミンC、乳酸菌に、キムチに足りないタンパク質を豚肉で補えば、疲労回復や美肌に効果的です。

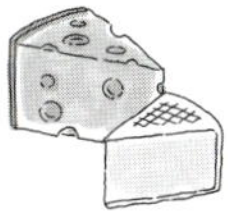

チーズ

×

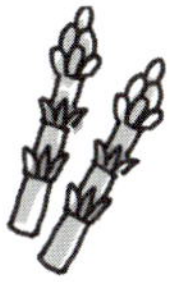

アスパラガス

- 乳酸菌を増やす
- 免疫力アップ

エサのオリゴ糖が豊富なうえに、アスパラガスの持つアスパラギン酸は疲労回復に効果的。乳酸菌とのダブル効果で免疫力アップが期待できます。

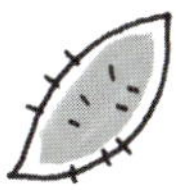

さつまいも

- 乳酸菌を増やす
- 美容効果

食物繊維が豊富な、美容やダイエットの味方になるさつまいも。さつまいもの持つビタミンCは腸に届くと乳酸菌のエサにもなります。

トマト

- 生活習慣病予防
- アンチエイジング
- がん予防など

おいしさでも栄養面でも抜群な相性のペア。強力な抗酸化作用を持つリコピンと乳酸菌パワーは、がん予防効果も期待できます。

ブロッコリー

- 免疫力アップ
- 美肌効果
- アンチエイジング

チーズに欠けているビタミンCをはじめ、高い栄養価を持っています。食物繊維も豊富に保有しているので、免疫力強化やアンチエイジングに効果大。

味噌

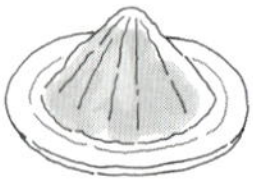

×

キャベツ

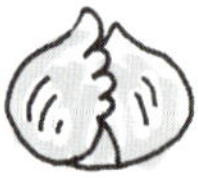

- おなかを健康に

キャベツの持つ栄養は胃や十二指腸を、味噌の栄養と乳酸菌パワーが胃腸を守ります。協力しながらおなかを守る優しいペアです。

酒粕

- 美肌効果
- 整腸効果

どちらも乳酸菌食材で善玉菌の宝庫。うれしい栄養や旨味成分もたっぷり含んでいるので、体にも調理にも生かしたい組み合わせです。

わかめ

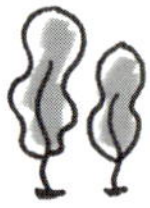

- 乳酸菌を増やす
- 動脈硬化予防

わかめは乳酸菌のエサである水溶性食物繊維を持ち、余分な塩分を排出するカリウムも豊富。塩分が気になる方にも安心なコンビです。

きのこ類

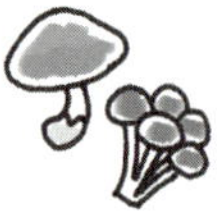

- 乳酸菌を増やす
- がん予防

きのこ類も水溶性食物繊維が豊富。さまざまな旨味成分を持っている、おいしいコンビです。胃がんをはじめ、がん予防効果も持つ食材です。

漬物

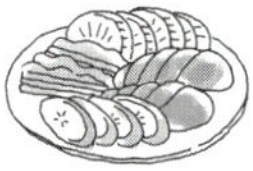

×

豆腐

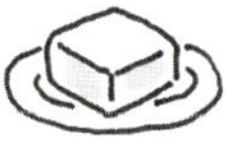

- 血圧の安定

豆腐のイソフラボンは抗酸化作用を持つほか、血圧を安定させる働きもあります。塩分の多い漬け物と一緒に摂れば、味もバツグン。

ほうれん草

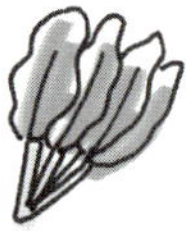

- 塩分排出

余分な塩分を体外に排出してくれるカリウムを持っています。カリウムは水に溶けやすいので、茹で時間を短くするなど工夫しましょう。

りんご

- 塩分排出
- おなかをきれいに

りんごもカリウムが豊富です。さらに栄養価が高く食物繊維も豊富なので、漬け物を食べたあとのデザートとしていただきたいですね。

卵

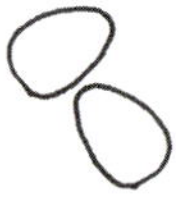

- 美肌効果
- 疲労回復

腸をキレイにする乳酸菌と、丈夫な細胞を作るのに欠かせないタンパク質で美肌効果を。この組み合わせは疲労回復効果もあります。

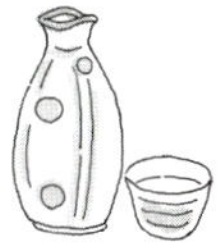

アルコール

×

枝豆

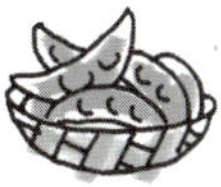

・乳酸菌を増やす
・二日酔い防止

水溶性・不溶性の両方の食物繊維を持ち、ビタミンCも豊富。また、アルコールを分解し、悪酔い・二日酔いを防ぐ効果もあります。

トマト

・二日酔い防止
・美容効果

トマトにはアルコール濃度を下げたり、分解を早める働きがあります。トマトの抗酸化作用と乳酸菌の組み合わせは美容効果の期待も大。

グレープフルーツ

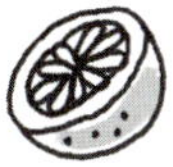

・乳酸菌を増やす
・動脈硬化予防

豊富なビタミンCは、腸に届くと乳酸菌のエサになります。また、アルコールで弱った肝臓を助ける効果もあるので二日酔い防止効果も。

刺身

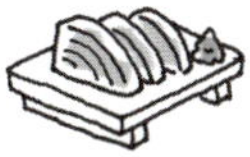

・代謝力アップ
・消化促進

代謝をアップさせるのに必要なタンパク質などの栄養が豊富。また、酵素もたっぷり摂れるので、乳酸菌とともに消化促進の手助けもしてくれます。

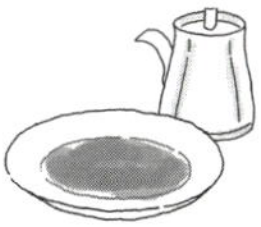

しょうゆ

×

オクラ

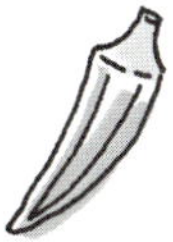

・乳酸菌を増やす
・コレステロールを下げる

オクラのネバネバの元である水溶性食物繊維のペクチンは、乳酸菌のエサになるだけでなく、コレステロールを下げる効果もあります。

ごぼう

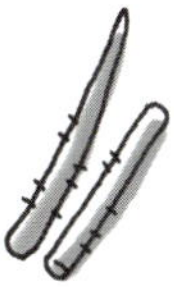

・乳酸菌を増やす
・動脈硬化予防

水溶性・不溶性*の両方の食物繊維を持ち、水溶性のほうは乳酸菌のエサに、不溶性のほうはコレステロールを体外に排出する働きがあります。

アボカド

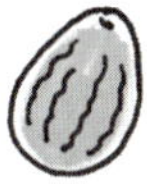

・塩分排出
・美容効果
・生活習慣病予防

塩分を排出するカリウムが豊富なうえに栄養面でも優等生なので、美容効果や、しょうゆの量に注意すれば、生活習慣病の予防効果も。

ひじき

・乳酸菌を増やす
・貧血予防
・骨粗しょう症予防

乳酸菌のエサになる水溶性食物繊維を持ち、カルシウムや鉄などのミネラルも豊富なひじき。おいしさの面でも相性の良いペアです。

*不溶性（非水溶性）食物繊維：腸のぜん動運動を盛んにし、消化管を通過する時間を短縮させてくれる

乳酸菌に愛情がわくかも？

乳酸菌食材を作ってみよう！

買ってきた乳酸菌食材も良いですが、どうせなら、
乳酸菌たっぷりの食材を自分で作ってみましょう！
家庭でも意外とカンタンに作れちゃうんです。自分で作れば
味も調整できますし、使いたい時に使えるので便利ですよ

普通のヨーグルトより使いやすい

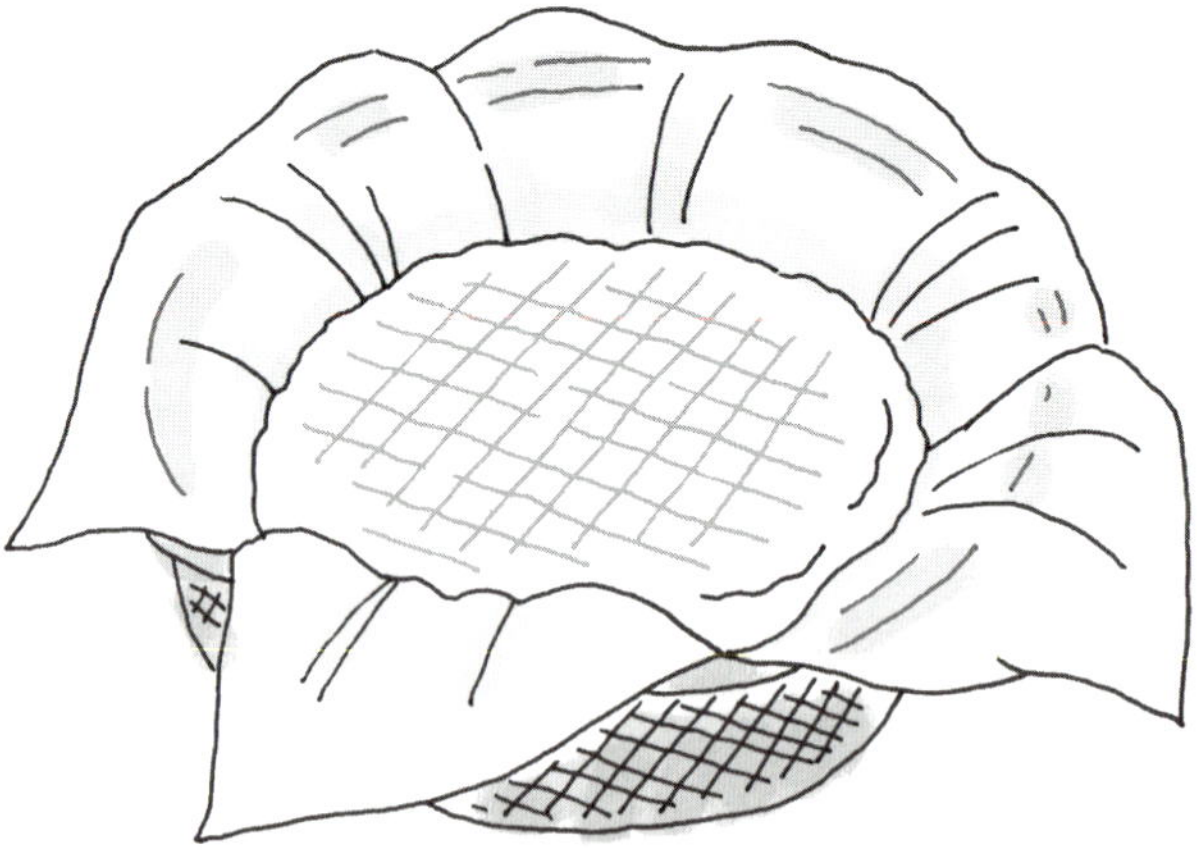

水切りヨーグルト

その名のとおり、市販のヨーグルトの水分を切ったもののこと。
水分をカットするので、いろいろな料理に使える優れものです

〈材料〉
・プレーンヨーグルト（無糖）　お好みの量

〈用意するもの〉
・ザル
・ザルよりひとまわり小さめのボウル
・キッチンペーパー
・ラップ

〈基本の作り方〉

1 ボウルにザルをセットし、ザルにキッチンペーパーを敷く。

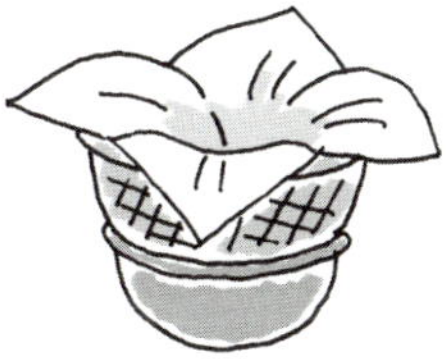

2 1に作りたい量だけヨーグルトを入れる。

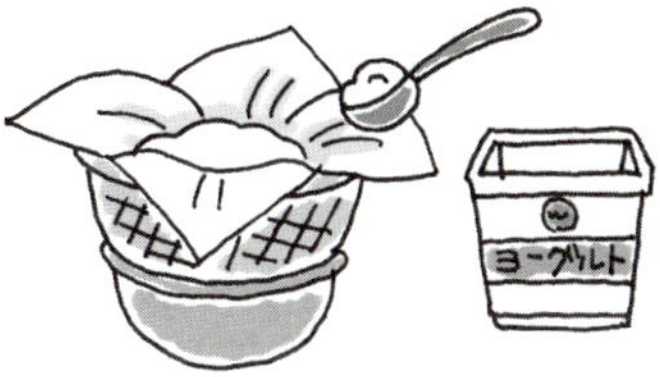

3 ラップをかけて冷蔵庫で半日程おく。

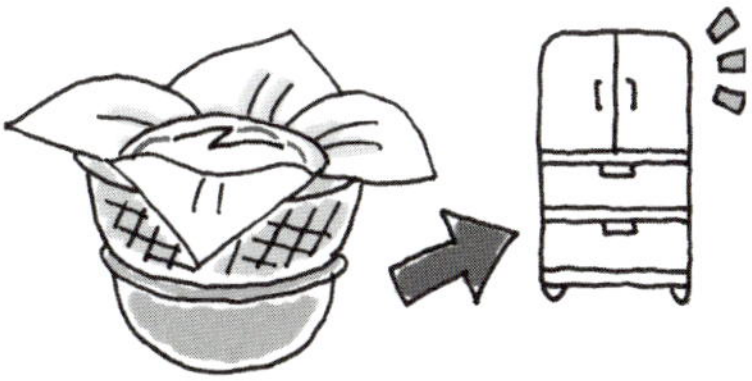

＊ボウルに溜まった水は乳清（ホエイ）です。栄養たっぷりなので、捨てずにドレッシングなどに利用しましょう。

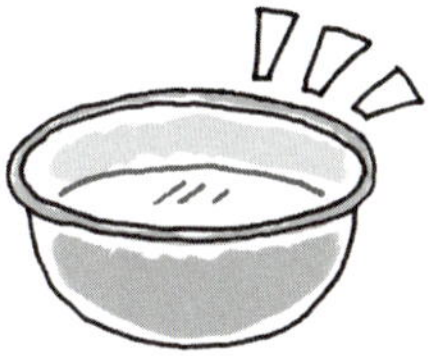

〈保存方法〉

ビンなど、口がしっかり閉まる清潔な容器に入れて冷蔵庫で保存しましょう。できれば4日以内、遅くても1週間以内に使い切りましょう。

〈ポイント〉

・時間をおけばおくほどかたくなるので、水切り時間はお好みで調整しましょう。
・少量の場合は、コーヒーフィルターとドリッパーなどを使うと良いでしょう。
・重石をすると早くしっかり水が抜けます。

漬け汁にも
植物由来の乳酸菌がたっぷり！

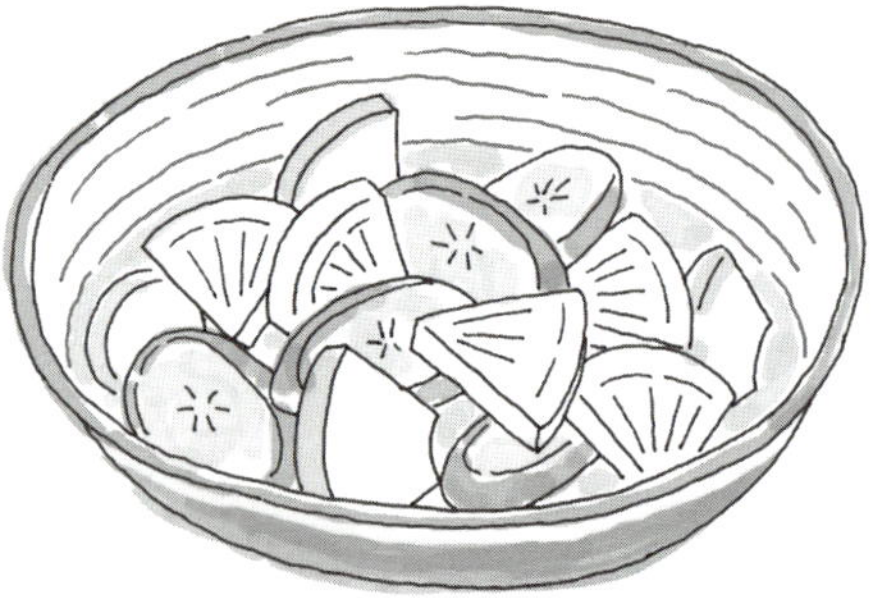

水キムチ

水キムチとは汁に漬け込んだ発酵食品。いつも食べているキムチとは違い、辛くありません。辛いものが苦手な方でも大丈夫です

〈基本の材料〉2人分

【野菜】
・大根　200g
・きゅうり　2本
・塩　小さじ2

【漬け汁A】
・水　400ml
・塩　小さじ2
・上新粉　小さじ1

【漬け床B】
・りんご　1/2個
・にんにく
　うす切り2枚
・しょうが
　うす切り5枚
・酢　大さじ3

〈下ごしらえ〉

・大根はいちょう切り、きゅうりはななめ切りにする。
・りんごは芯をとり、うす切りにしておく（皮はついたまま）。

〈作り方〉

1 ボウルに大根ときゅうりを入れて塩をふってもみ、水気が出るまで20～30分ほどおく。

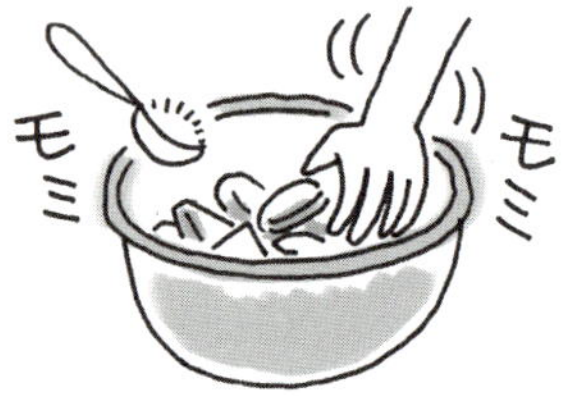

2 鍋に【漬け汁A】の材料を入れて一煮立ちさせ、火を止めて常温にさめるまでおく。

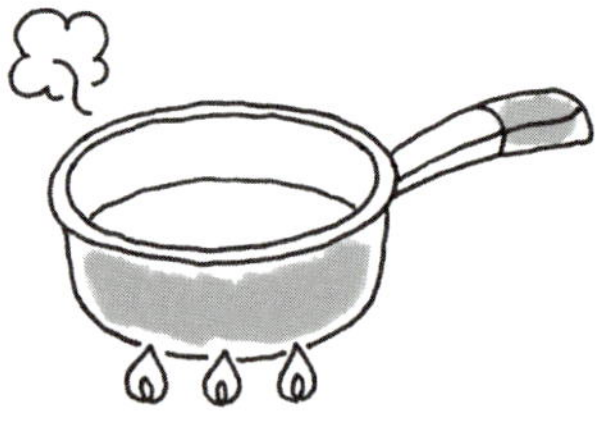

3 さめた2と【漬け床B】を密閉容器などに入れる。

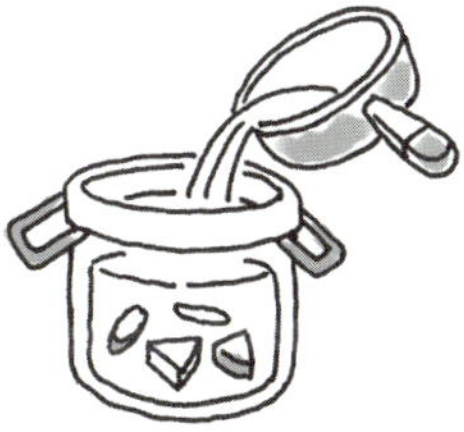

4 1の野菜を流水で洗い、キッチンペーパーなどで水気をとったら3に入れる。

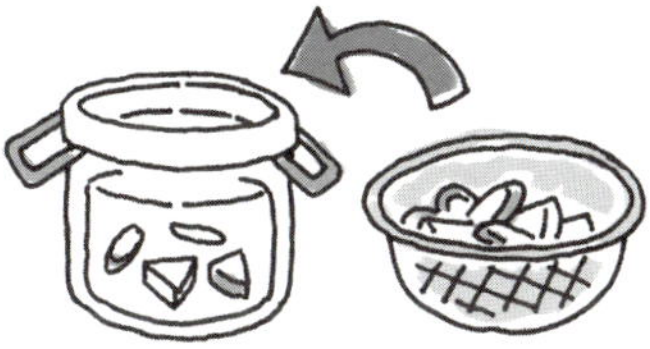

5 夏場は2時間、冬場は2日程常温でおいて発酵させれば完成。保存は冷蔵庫で。

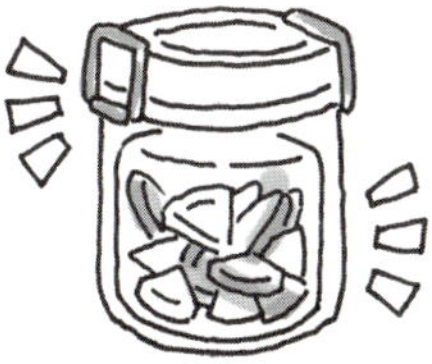

応用編

水キムチのぶっかけそうめん

水で割るめんつゆを水キムチの漬け汁に置き換えるだけでひと味違うそうめんになります

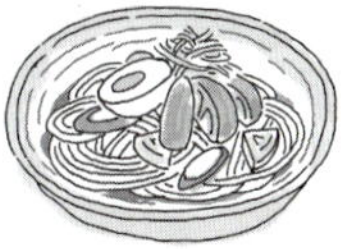

〈材料〉2人分

- そうめん　3束
- 水キムチの野菜　お好みの量
- お好みの具
  （ゆで卵、ねぎ、トマトなど）　適量
- めんつゆと水キムチの漬け汁
  1：1の割合でお好みの量

〈作り方〉

1 そうめんをゆでて水（分量外）でしめ、水気を切る。

2 器にそうめんを盛り、水キムチの野菜とお好みの具をのせて、水キムチの漬け汁で割っためんつゆをかける。

〈保存方法〉

冷蔵庫で保存すれば1週間ぐらいもちます。ビンから取り出すときは必ずきれいなお箸で取り出しましょう。直箸は厳禁！　急激に味が落ちます。

〈ポイント〉

- 上記の野菜はあくまでも“基本”。小松菜、セロリなど、お好みの野菜で作ってみましょう。
- 漬け汁にも乳酸菌がたっぷり。冷たいスープ感覚で汁もいただきましょう。

自分の好みの味を作ろう!

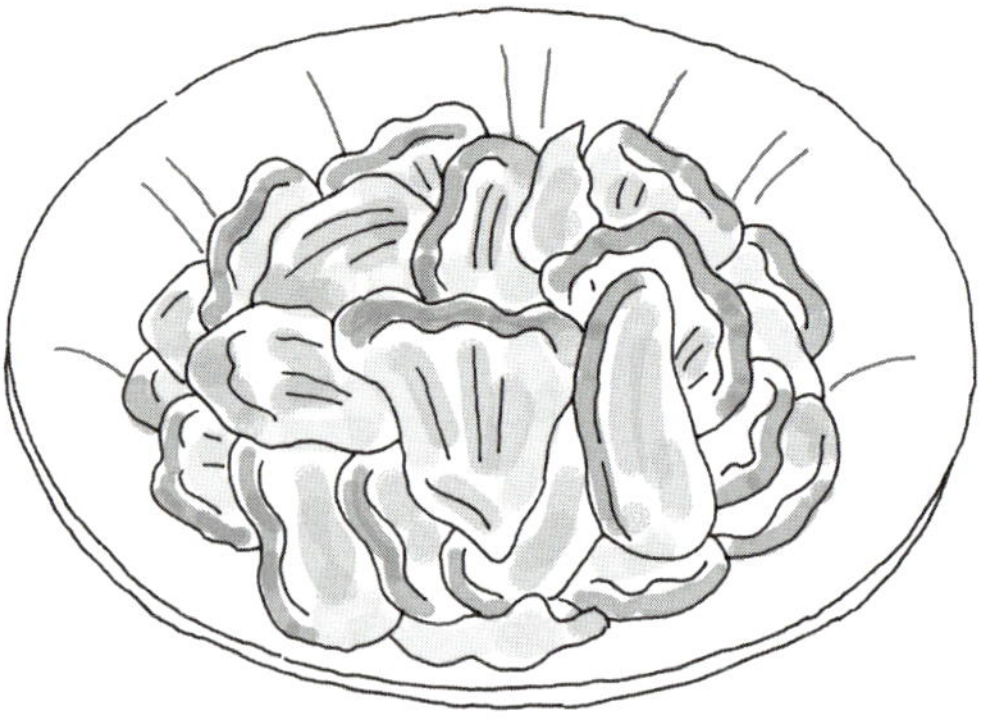

味付けザーサイ

生のザーサイは手に入らないので、中華食材店などで塩漬け（味がついていないもの）を購入し、自分で味をつけましょう

〈用意するもの〉
・ザル
・ボウル

〈材料〉
・ザーサイの塊　1個
（スライスしてあるものでもOK）

〈基本の味付け（分量はお好みで）〉
・ごま油　適量
・紹興酒（なければ酒）　少々
・しょうゆ　お好みの量
・ラー油　お好みで

〈下ごしらえ〉
・ザーサイを水で洗い、食べやすい大きさにうすく切る。

〈作り方〉

1 ボウルにザーサイを入れ、ザーサイがしっかりかぶるぐらいの水（分量外）に浸ける。

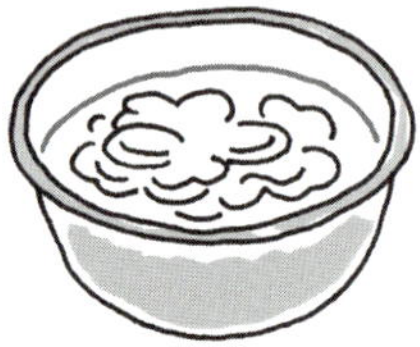

2 時々水をかえながら塩を抜く。製品によって塩気が異なるので、水に浸ける時間は味を見ながら。

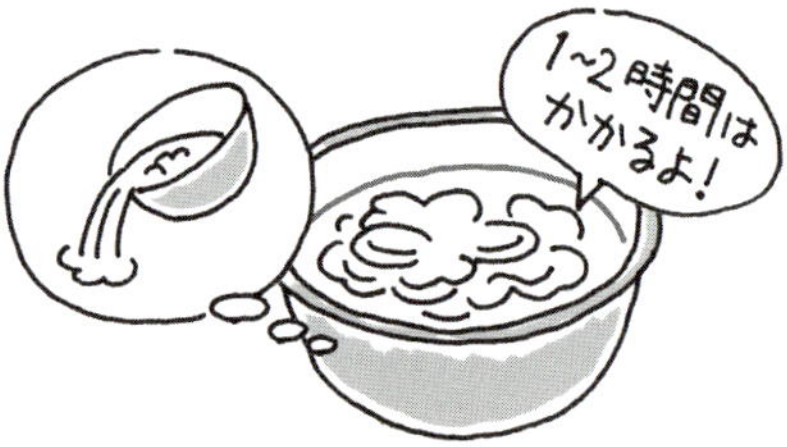

3 好みの塩加減（ちょっとしょっぱいぐらい）になったら、ザルにあげて水を切る。

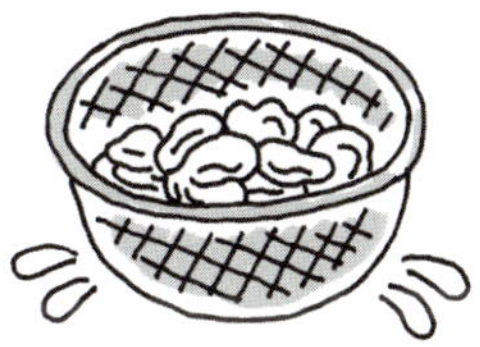

4 フライパンにごま油をひいて熱し、ザーサイを炒める。

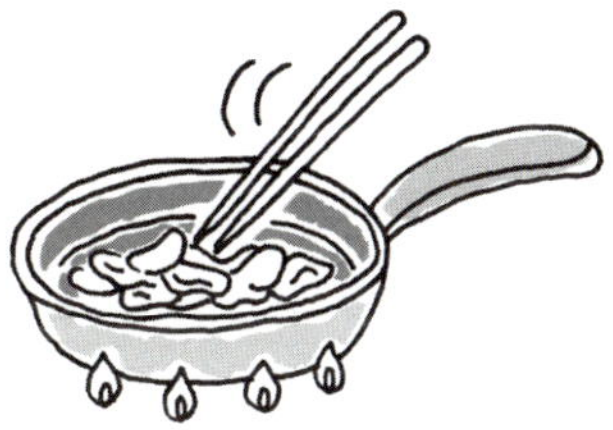

5 紹興酒、しょうゆを加えて水分がなくなるまで炒め、お好みでラー油をからませる。

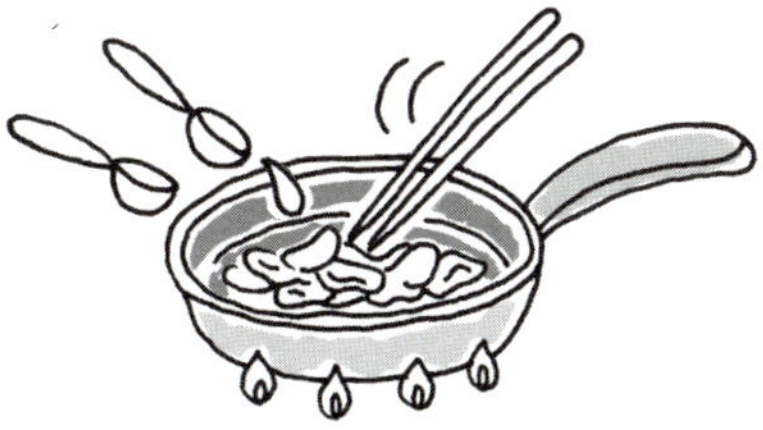

〈保存方法〉

味付けしたものはビンなどに入れて冷蔵庫で保存し、なるべく早めに食べましょう。塩抜きしたものは小分けにして冷凍保存に。

〈ポイント〉

・料理に自信のある方は、しっかり塩を抜いて、イチから味を付け直してもOK。

・味付けはあくまでも“基本”。オイスターソース、酢、鶏ガラスープ、にんにくなどを使ってもおいしくなります。好みの味付けにしましょう。

さっぱりしてても栄養はたっぷり

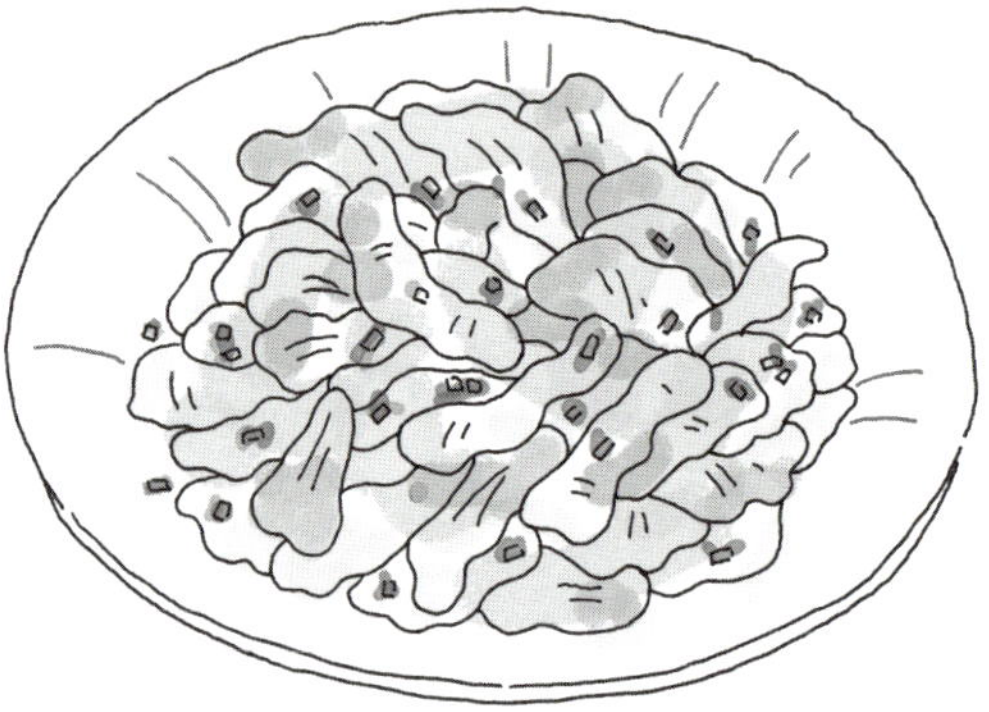

ザワークラウト

ドイツや北欧、東欧などで定番漬け物のザワークラウト。酢漬けと思われがちですが、酢は一切使いません。キャベツの乳酸発酵で酸っぱくなるんです

〈用意するもの〉

・すり鉢（ミルなどでもOK）
・ボウル
★保存容器
★重さの違う重石２個
＊漬け物器を使用する場合は、★印のものは必要ありません。

〈基本の材料〉

・キャベツ　中１個（約1kg）
・塩　キャベツの重さの2%
【香辛料】
・ローリエ　１枚
・キャラウェイシード　小さじ1/2
・鷹の爪　１本

〈下ごしらえ〉

・キャベツは外側の１～２枚をとっておきよく洗っておく。これを押し蓋にします。
・残りのキャベツは5mm幅のザク切りにする。
・鷹の爪は種を取り除いてこまかく切り、ローリエもこまかくちぎっておく。

〈作り方〉

1 【香辛料】の材料をすり鉢に入れてこまかく砕く。

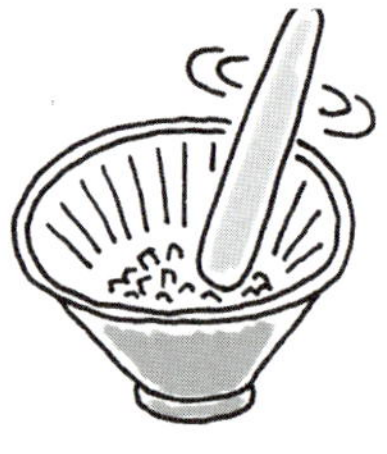

2 ボウルに1、ザク切りしたキャベツ、塩を入れ、水が出てくるまでよく揉む。

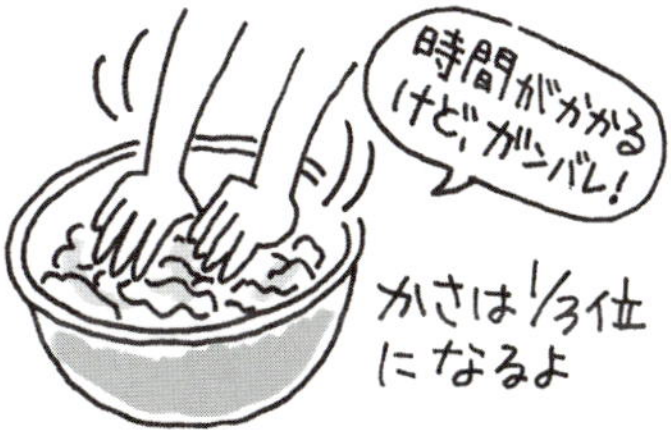

時間がかかるけど、ガンバレ!
かさは1/3位になるよ

3 保存容器に2を入れ（揉んで出た水も一緒に）、とっておいたキャベツの葉で蓋をする。用意した2つの重石のうち、重い方を乗せて1日位おく。

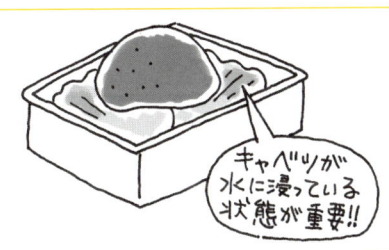

キャベツが水に浸っている状態が重要!!

4 蓋にしたキャベツを覆うぐらいの水があがってきたら、軽いほうの重石に替える。

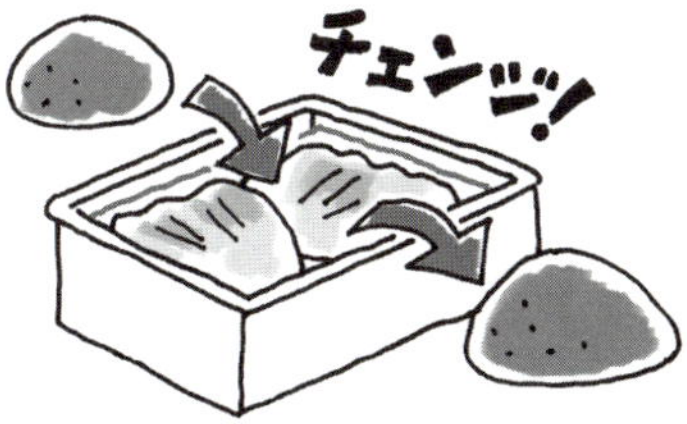

チェンジ!

5 涼しい場所に置いて発酵させる（夏場なら3〜5日、冬場なら10日ぐらいが目安）。発酵が進んで酸味が出てきたら完成。

＊食べるときは水で洗って酸味を減らし、よく絞りましょう。さらに酸味をとりたい場合は30分位水に浸けましょう。

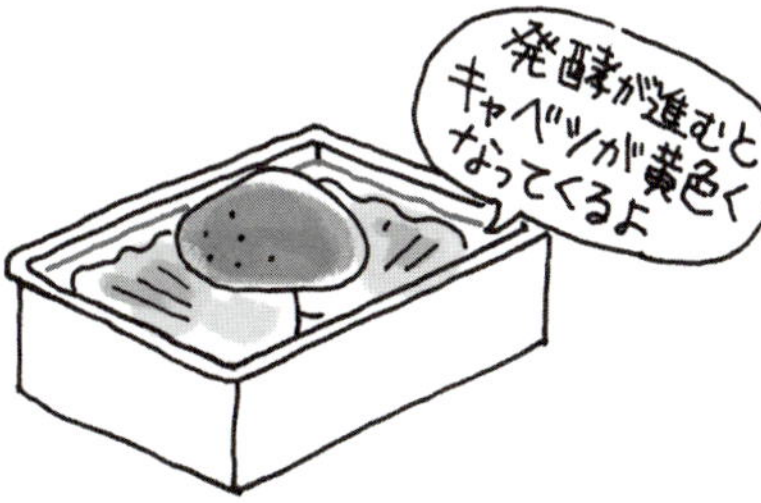

発酵が進むとキャベツが黄色くなってくるよ

〈保存方法〉

ビンなど、口がしっかり閉まる容器に入れて冷蔵庫で保存。熟成してさらにおいしくなります。2週間程、保存できます。

〈ポイント〉

・3で水が上がってこないとカビたり、発酵せず腐ったりします。水が上がってこない場合は、塩を足す、重しを増やすなどして水を上げ、キャベツが浸るようにしましょう。

・発酵日数は温度によって変わります。時々味をみて調整しましょう。

ビタミンが豊富な乳酸菌食材

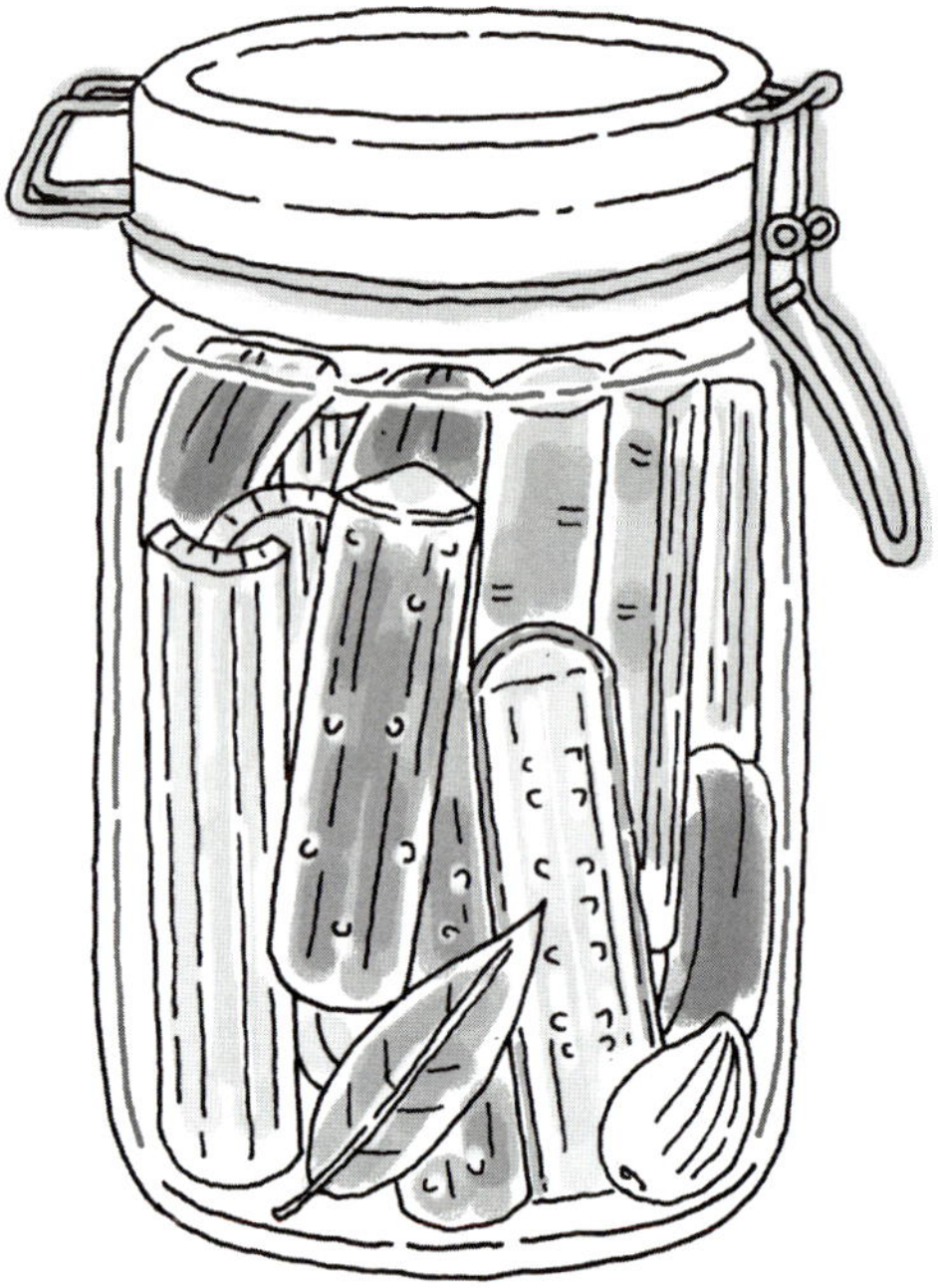

酢漬けピクルス

日本で食べられているのはお酢を使ったピクルス。ビタミンやミネラルなど、
野菜の栄養を損なわず摂ることができ、保存性に優れています

〈用意するもの〉

・耐熱性のある清潔な保存ビン
（または容器）

〈材料〉

【野菜（お好みで）】

・きゅうりとにんじん　各1/2本

・セロリとパプリカ　各1/2個

【ピクルス液】

・ワインビネガー（なければ穀物酢）　200ml

・白ワイン　200ml

・塩　大さじ1強

・砂糖　大さじ3と1/2

・ローリエ　1枚と鷹の爪　1本

・にんにく　1片と粒こしょう　5粒位

〈下ごしらえ〉

・きゅうりは軽く塩もみし、食べやすい大きさに切っておく。

・それ以外の野菜はすべて食べやすい大きさに切っておく。

・ピクルスを入れる耐熱保存ビンまたは容器に熱湯を入れて消毒をしておく。

〈作り方〉

1 鍋に【ピクルス液】の材料を入れて煮立て、常温にさます。

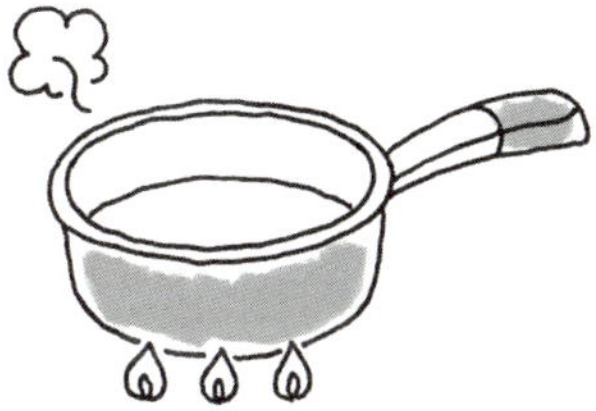

2 きゅうり以外の野菜をサッとゆでる。

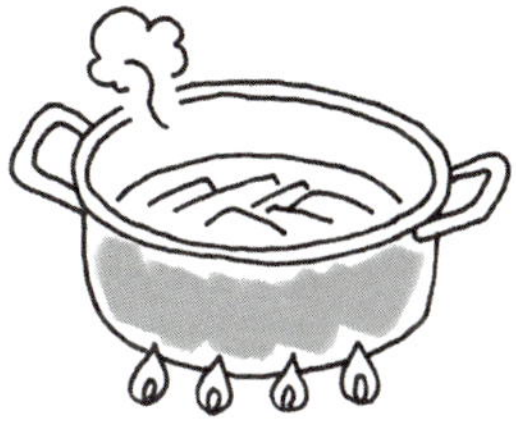

3 耐熱保存ビンまたは容器に野菜を入れ、1をそそぐ。

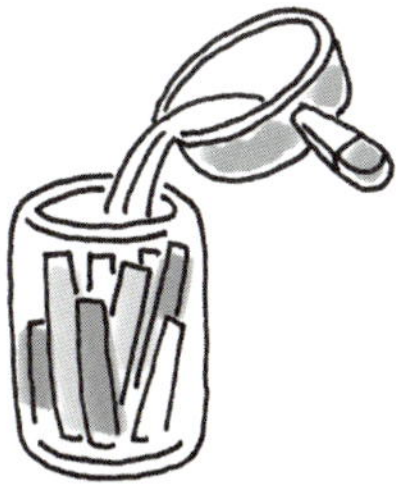

4 3を冷蔵庫に入れて漬け込む（1日おけば食べられるが、3日ぐらいおいたほうがおいしい）。

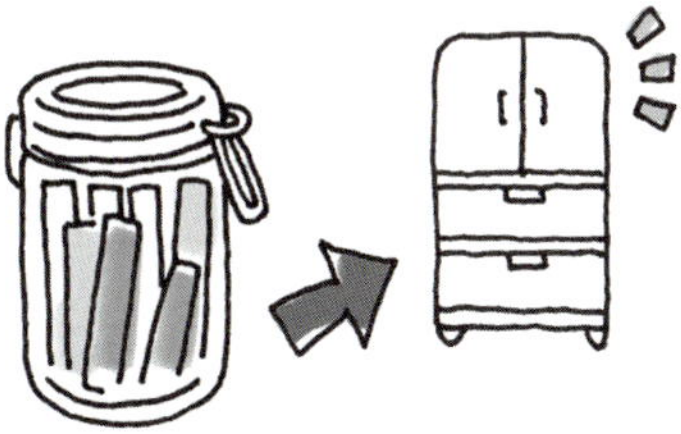

〈保存方法〉

ビンなど、口がしっかり閉まる容器に入れて冷蔵庫で保存。熟成してさらにおいしくなります。2週間ぐらい保存できます。

〈ポイント〉

・野菜はあくまでも一例。お好みの野菜で作ってみましょう。
・発酵日数は温度によって変わります。時々味をみて調整しましょう。

これで料理にも安心して使えます

乳酸菌食材調理のQ&A

「買ってきた乳酸菌食材や自分で作った乳酸菌食材を料理に活用したい！」と思ったときに頭をよぎる
「これってどうなんだろう？」という疑問にお答えします。
乳酸菌のパワーを上手に生かして、料理に活用しましょう

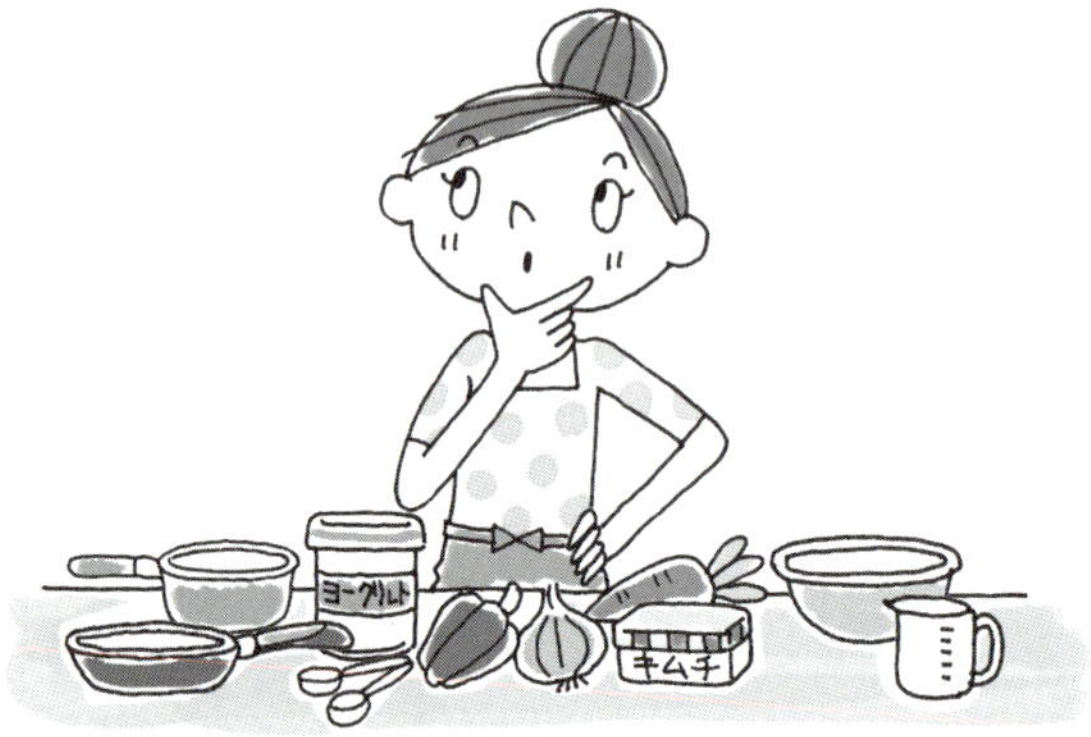

Q1

乳酸菌食材を買い過ぎてしまった。時間が経つと乳酸菌はどうなるの？

A ヨーグルトやチーズ、味噌・しょうゆなどの調味料類は一度には使い切れません。発酵食品なので時間が経てば経つほどいいと思いがちですが、乳酸菌の種類によっては時間の経過とともに減少するものもあります。また、漬け物などは乳酸菌によって発酵が進むと酸っぱくなってしまうので、効果と味の両面から考えても、なるべく早く消費するのがベターです。

Q2

乳酸菌は加熱しても大丈夫？死んでしまったり、効果がなくなったりしない？

A 乳酸菌は熱に弱く、60℃で30分ほど、100℃なら数秒の加熱処理で死んでしまいます。しかし、死んだもの（死菌）を摂っても、多くの効果があることが最新の研究で分かってきました。死菌は生菌と同様、免疫力をコントロールする働きがあります。生きた乳酸菌を摂ることはもちろん必要ですが、死菌を摂ることも良い選択かもしれません。

Q5

乳製品は苦手、漬け物も好きじゃない……。他に乳酸菌が摂れる食材ってあるの？

A ライ麦パンは乳酸菌が利用されています。多くのパンは酵母の発酵で作られますが、ライ麦パンは乳酸菌と酵母で作られる「サワー種」を使って作られます。酸味があるのは、乳酸菌のおかげ。また、キャベツは乳酸菌を多く持っています。ぬか漬けを作る時、キャベツで「捨て漬け」を行なう工程がありますが、これは乳酸菌で発酵を促すためです。

Q6

「天ぷらとスイカ」みたいに、乳酸菌も相性の悪い食材ってあるの？

A 相性よりも「摂り過ぎ」に注意です。乳酸菌自体は健康な方なら心配はありませんが、それを含んでいる食材のヨーグルトや漬け物には大量に摂り過ぎるとカラダを冷やす作用や、チーズはタンパク質が多いので肥満や動脈硬化の原因に。漬け物、味噌、しょうゆは塩分過多、キムチは粘膜を傷つけます。カラダに良いからといって摂り過ぎはダメ！　何事も「適量」が大切です。

Q3

乳酸菌食材で料理を作ったけど余っちゃった……。冷凍保存したら乳酸菌は死んじゃう？

A 高温に弱い乳酸菌ですが、低温には強く、0℃以下でも死にません。凍って冬眠状態になりますが、常温に戻るとまた活動を再開します。とはいえ、長時間冷凍しておくと徐々に死んでいってしまいますので、早めに食べましょう。また、冷凍と解凍を繰り返すと乳酸菌の機能が低下してしまうのでこれもNG。何より、食材そのものの味や鮮度も落ちるので絶対に避けましょう。

Q4

乳酸菌と水溶性食物繊維を一緒に摂ると良いのは分かったけれど、不溶性食物繊維はダメ？

A 水溶性食物繊維は乳酸菌のエサになるので乳酸菌を増やす作用があります。同じ食物繊維でも不溶性食物繊維はエサにはならないので乳酸菌は増えませんが、腸の動きを促進して排便を促したり、有害物質を吸着させて体外に排出する働きがあります。いわば、乳酸菌と一緒におなかのために戦ってくれる“チームメイト”なので、不溶性食物繊維の食材も摂っていきましょう。

COLUMN 3

長寿の島の秘密は発酵食品と食物繊維

独自の食文化が育まれた奄美大島

鹿児島県奄美大島では80歳はまだまだ、90歳になってやっとお年寄りと呼ばれるといわれるほど、１００歳以上の高齢者が多く住んでいます。しかも、老眼鏡なしで新聞を読んでいる１００歳のおばあちゃんもいます。はたして、その健康長寿の秘訣は何でしょうか。

南国の豊かな自然が広がる奄美大島では食物繊維たっぷりの「パパイヤの漬け物」がよく食べられています。昔から発酵食品と食物繊維を食べ合わせることが多く、その理由は食物繊維が腸内にすむビフィズス菌を増殖させるため。この長年の食生活の知恵が長寿の島を作ったのです。

また、奄美大島の人々が健康維持のために飲んでいるのは、この地の伝統的な発酵食品「ミキ」。白米、さつまいも、砂糖で作られたお粥のジュースのような飲み物で、乳酸菌がヨーグルトと同じぐらい含まれています。「ミキ」はブドウ糖、ビタミンB_1、B_2、B_6などが含まれ、栄養満点。自然のやさしい甘みがあり、砂糖を加えずにおいしく飲めます。奄美大島のスーパーなどで販売されていますが、ほかの地域では買えないので、奄美大島を訪れたときはぜひ試してみたいですね。

出典：総務省統計局「平成24年10月1日現在人口推計」/鹿児島県「平成24年10月1日年齢別推計人口調査」

人口10万人あたりの100歳以上の長寿者

奄美大島地区	122.63人
鹿児島県	71.36人
全国	42.66人

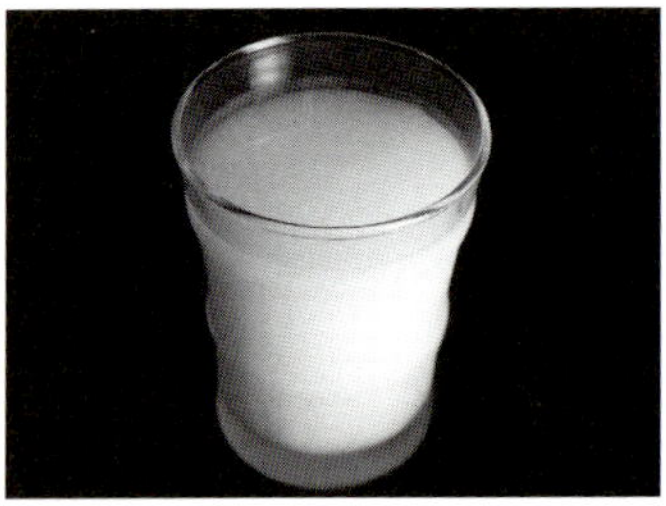

長寿の秘密！　お米の発酵食品「ミキ」

提供：奄美大島観光物産協会

第4章

乳酸菌をたくさん食べられるレシピ

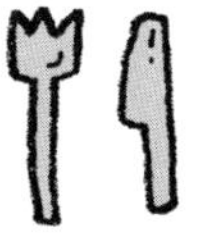

家庭で手軽に摂れる乳酸菌レシピを紹介！
3章で紹介した食材で、
体に効く料理を作ってみましょう。

日曜日の
ランチにいかが？

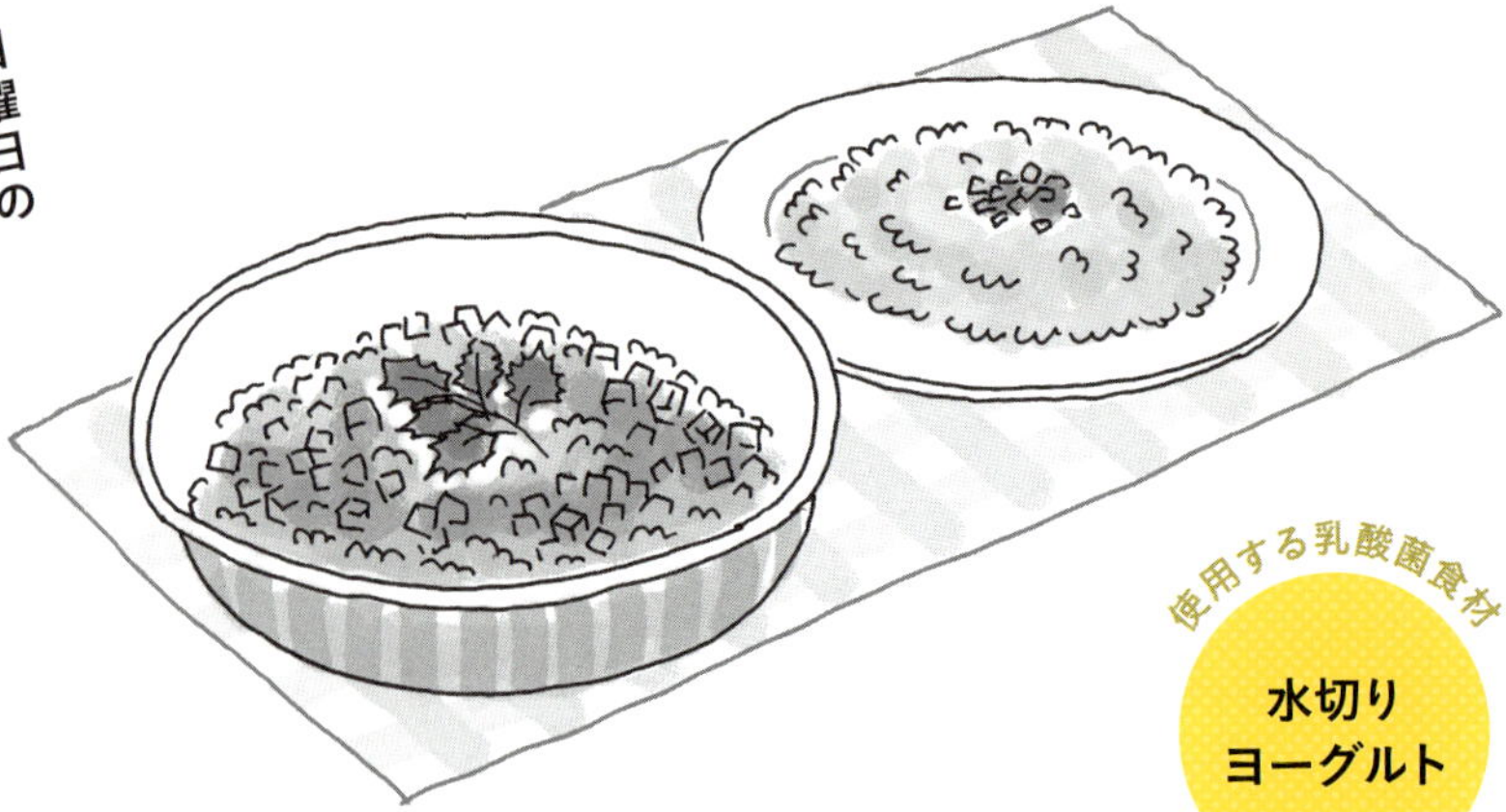

使用する乳酸菌食材
水切りヨーグルト

主菜
キーマカレー

カフェのランチでも人気のキーマカレー。難しそうに感じますが、実はフライパンだけでできるのでとても簡単に作れます。水切りヨーグルトを使えば、乳酸菌摂取はもちろんのこと、味わいもまろやかになります

〈材料〉2人分
- 合挽き肉　150g
- 玉ねぎ　1/2個
- にんじん　中1/3本
- トマト　1個
- にんにく　小1片
- しょうが　小1片
- 水切りヨーグルト　大さじ2
- 水 150ml
- カレー粉　大さじ1
- 顆粒コンソメ　小さじ1
- 塩、こしょう　各少々
- オリーブオイル　小さじ2

〈下ごしらえ〉
- 玉ねぎ、にんじんはみじん切りにする。
- トマトはさいの目切りにする。
- にんにく、しょうがはみじん切りにする。

〈作り方〉
1. フライパンにオリーブオイル、にんにく、しょうがを入れて炒め、香りが出てきたら合挽き肉、玉ねぎ、にんじんを加えてさらに炒める。
2. 合挽き肉に火が通ったらカレー粉を入れ、全体にまわるように炒める。
3. 水、トマト、コンソメを加えて混ぜ、弱火で5分程煮る。
4. 水分を飛ばすように強火で炒め、水切りヨーグルトを加え、塩、こしょうで味を調える。

RECIPE ADVICE　野菜からも水が出るので、水っぽくならないように水加減に注意しましょう。

ポーランドの伝統的家庭料理

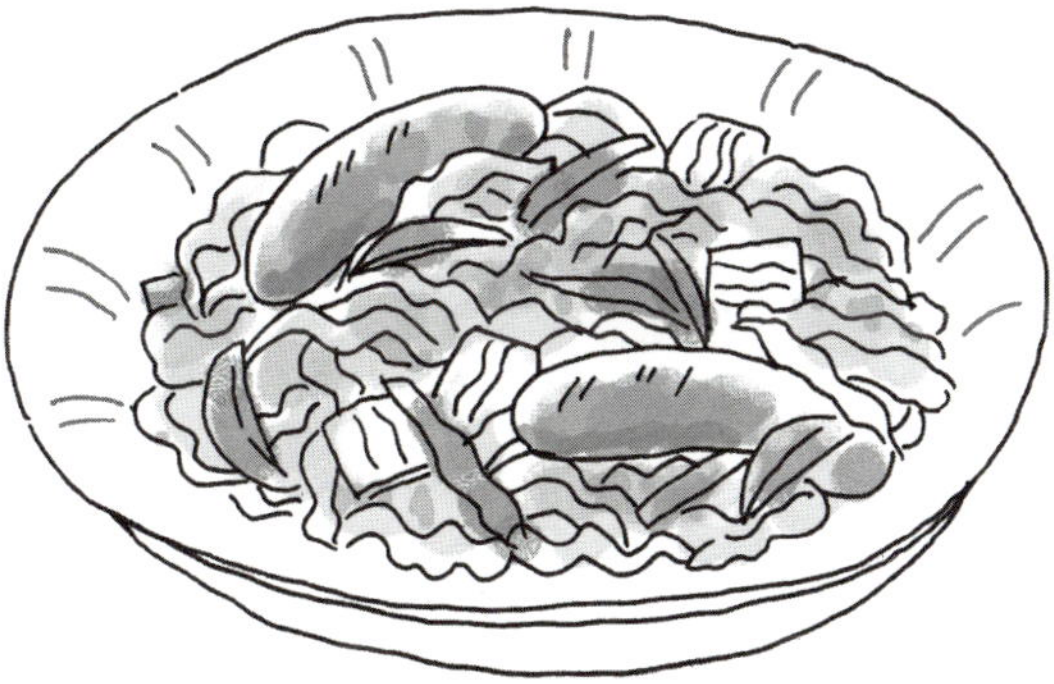

使用する乳酸菌食材

ザワークラウト

主菜

ビゴス

ポーランドのおふくろの味「ビゴス」。日本で煮物が家庭によって違うように、ビゴスも家庭によって作り方・材料ともさまざまです。野菜がたっぷりなので栄養もバッチリ！　1日おくと味がなじみ、また違った味わいになります

〈材料〉2人分

- ザワークラウト　200g
- キャベツ　1/8個
- 玉ねぎ　1/4個
- にんじん　1/2本
- 干ししいたけ　4個
- ウインナーソーセージ　50g
- ベーコン　1枚
- トマトピューレ　大さじ3
- 顆粒コンソメ　小さじ2
- 干ししいたけの戻し汁　150ml
- 赤ワイン　60ml
- ローリエ　1枚
- 塩、こしょう　各少々
- サラダ油　小さじ2

〈下ごしらえ〉

- 玉ねぎは薄切りに、キャベツ・にんじんは太めの千切りに、干ししいたけは水で戻して千切りにする。
- ザワークラウトは水で洗い、水気を切っておく。
- ベーコンは食べやすい大きさに切り、ウインナーも大きければ切る。

〈作り方〉

1 鍋に油をひいて玉ねぎを炒める。しんなりしてきたらキャベツ、にんじん、干ししいたけを加え、さらに炒める。

2 1にベーコンとウインナーを入れて炒める。干ししいたけの戻し汁、赤ワイン、ローリエを入れて少し蒸す。

3 2の鍋に、塩、こしょう以外の残りの材料をすべて入れて、時々かきまぜながら弱火で1時間程煮込む。

4 塩、こしょうで味を調える。

RECIPE ADVICE　使用するのはウインナー、ベーコン、ハムなど、どの加工肉でもOK。肉（豚・鶏・牛など）を入れてもおいしいですよ。

殻まで食べちゃえるんです！

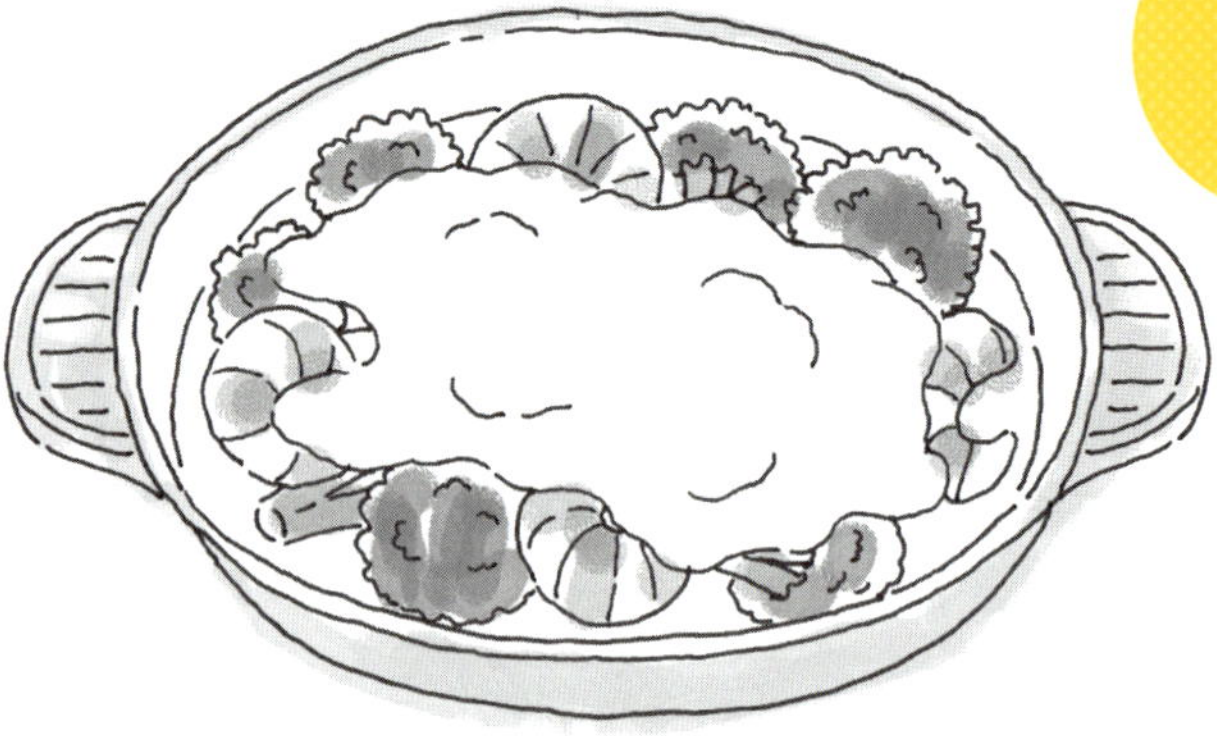

使用する乳酸菌食材

チーズ

主菜

小エビとブロッコリーのチーズ焼き

エビの殻にはカルシウムがたっぷりなので、捨ててしまってはもったいない！

エビのカルシウムとタンパク質、ブロッコリーの豊富なビタミンＣとチーズの乳酸菌が、美肌・骨粗しょう症予防など、女性にうれしい効果を運んできそう

〈材料〉２人分

- 小エビ　100g～150g（生でも冷凍でもOK。冷凍エビを使う場合は解凍しておくこと）
- ブロッコリー　中１株
- ピザ用ミックスチーズ　100g
- 塩　少々
- 粗挽き黒こしょう　少々
- オリーブオイル　小さじ２

〈下ごしらえ〉

- 小エビは背わたをとり、水洗いをしてキッチンペーパーでしっかり水気を拭き、軽く塩こしょうをしておく。
- ブロッコリーは小房にし、茹でておく。

〈作り方〉

1 フライパンにオリーブオイル（小さじ１）をひき、小エビを入れて弱めの中火でカリッとするまでじっくり焼く。
2 耐熱皿にオリーブオイル（小さじ１）を塗り、１とブロッコリーを並べてチーズをかけ、こしょうをふる。
3 オーブントースターでチーズにこげ目がつく程度に焼く。

RECIPE ADVICE　チーズをかける前に、ガーリックパウダーを足してもおいしいですよ。

漬けて焼くだけ
なのに本格的！

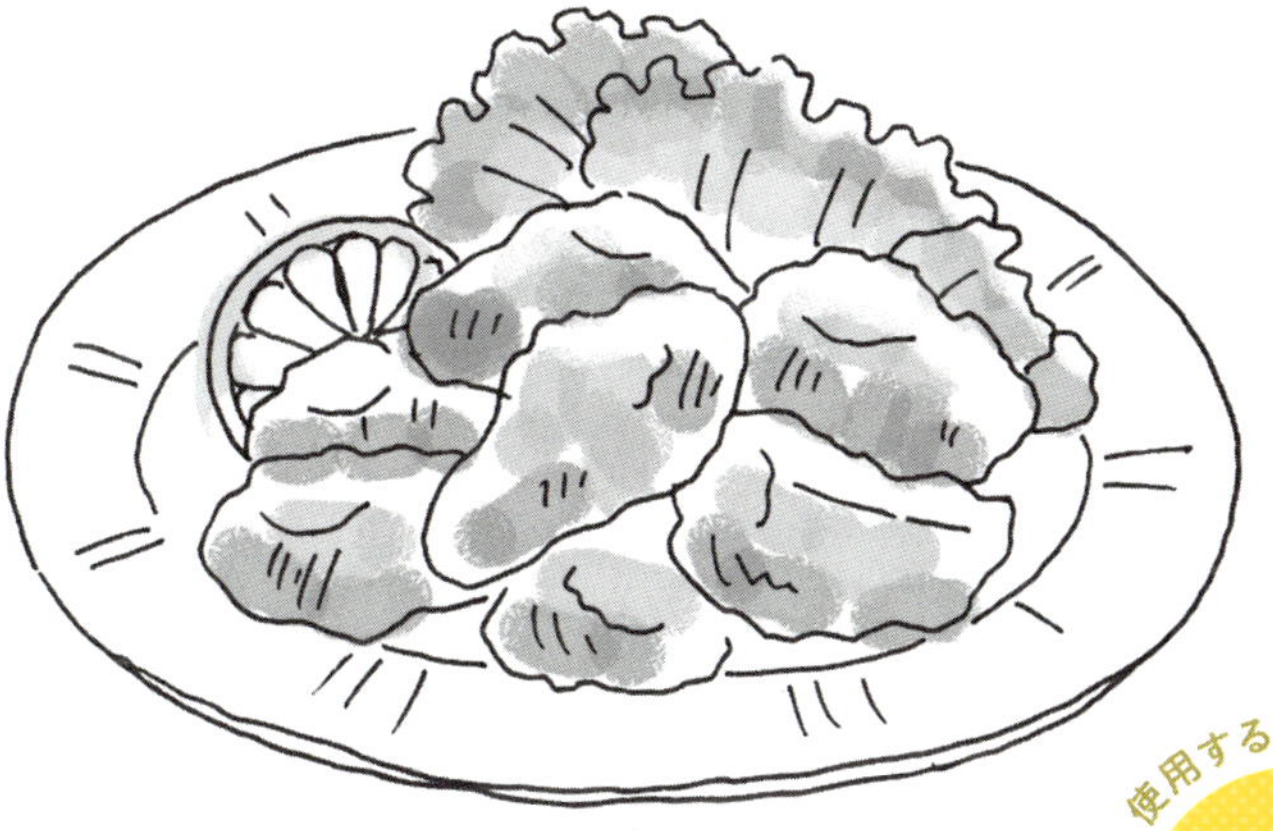

使用する乳酸菌食材

**水切り
ヨーグルト**

主菜

タンドリーチキン

エスニック好きの方にはたまらないタンドリーチキン。水切りヨーグルトを使えば漬けだれが水っぽくならず、外はサックリ、中はジューシーなタンドリーチキンになります。乳酸菌と香辛料のパワーが体を整えてくれます

〈材料〉2人分
・鶏もも肉　300g
・サラダ油　小さじ2
【漬けだれ】
・水切りヨーグルト　大さじ4
・にんにく　小1片
・しょうが　小1片
・カレー粉　大さじ1
・ケチャップ　大さじ1
・塩、こしょう　各少々

〈下ごしらえ〉
・鶏もも肉は一口大に切り、フォークでさしておく。
・にんにく、しょうがはすりおろす。

〈作り方〉
1 ポリ袋などに【漬けだれ】の材料すべてと鶏もも肉を入れてよくもみ、冷蔵庫で30分程寝かせる。
2 フライパンに油をひいて熱し、たれを軽く落とした1を入れ、両面に焼き色がつくまで焼く。
3 焼き色がついたら弱火にして蓋をし、5分ほど蒸し焼きにする。中まで火が通ればOK。

RECIPE ADVICE　下ごしらえ時に鶏肉をフォークでさしておくと、味が中までしみ込みやすくなるとともに、焼いた時に皮が縮みにくくなります。

さっぱりしてても、
栄養はたっぷり

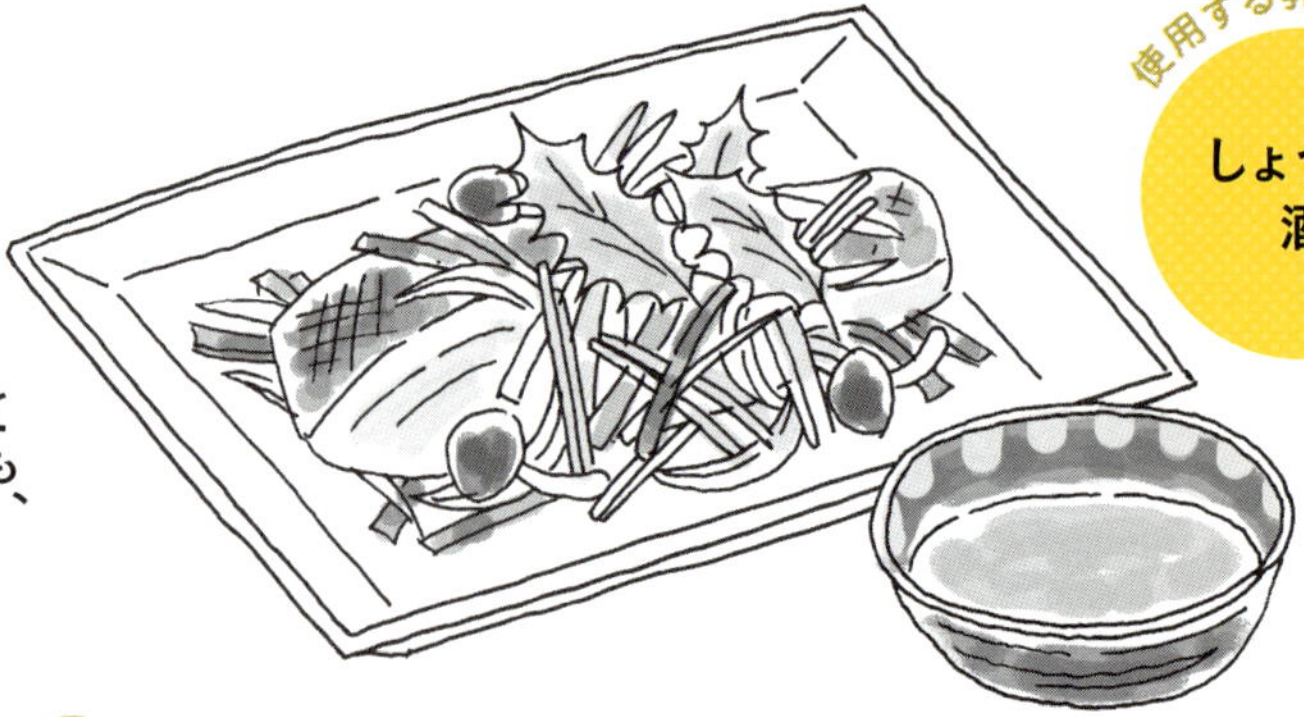

使用する乳酸菌食材
しょうゆ、酒

主菜
たらと野菜の簡単蒸し

白身魚と野菜を、味噌ヨーグルトのたれでおいしくいただきましょう！
忙しい時でもサッと作れるうえに、すべてヘルシーな素材なので、
ダイエット中でもたっぷり食べられます

〈材料〉2人分
- たらの切り身　2切れ
- にんじん　1/4本
- 玉ねぎ　1/2個
- 水菜　1株
- しめじ　1/4袋
- にんにく　小1片
- 酒　大さじ2
- 塩、こしょう　各少々

【味噌ヨーグルトのたれ】
- 加糖ヨーグルト　1カップ
（個食パック100g程度のもの）
- 味噌　小さじ2
- おろしにんにく　小さじ1/3
- 卵　適量

〈下ごしらえ〉
- にんじんは千切りに、玉ねぎとにんにくは薄切りにする。
- しめじは石づきをとって小分けにする。
- 水菜は4cmの長さに切る。

〈作り方〉
1 耐熱皿にすべての野菜を1/3ほど敷いて、その上にたらの切り身をならべる。
2 1に残りの野菜をかけ、酒、塩、こしょうをふる。
3 2にラップをかけて、600Wの電子レンジで4～5分加熱する（様子を見ながら時間を調整しましょう）。
4 加熱している間に味噌ヨーグルトのたれの材料をよく混ぜて器に入れ、できあがった3に添える。

RECIPE ADVICE　たらを鮭に置き換えてもおいしいですよ。また、野菜にじゃがいもを加えてもGood!

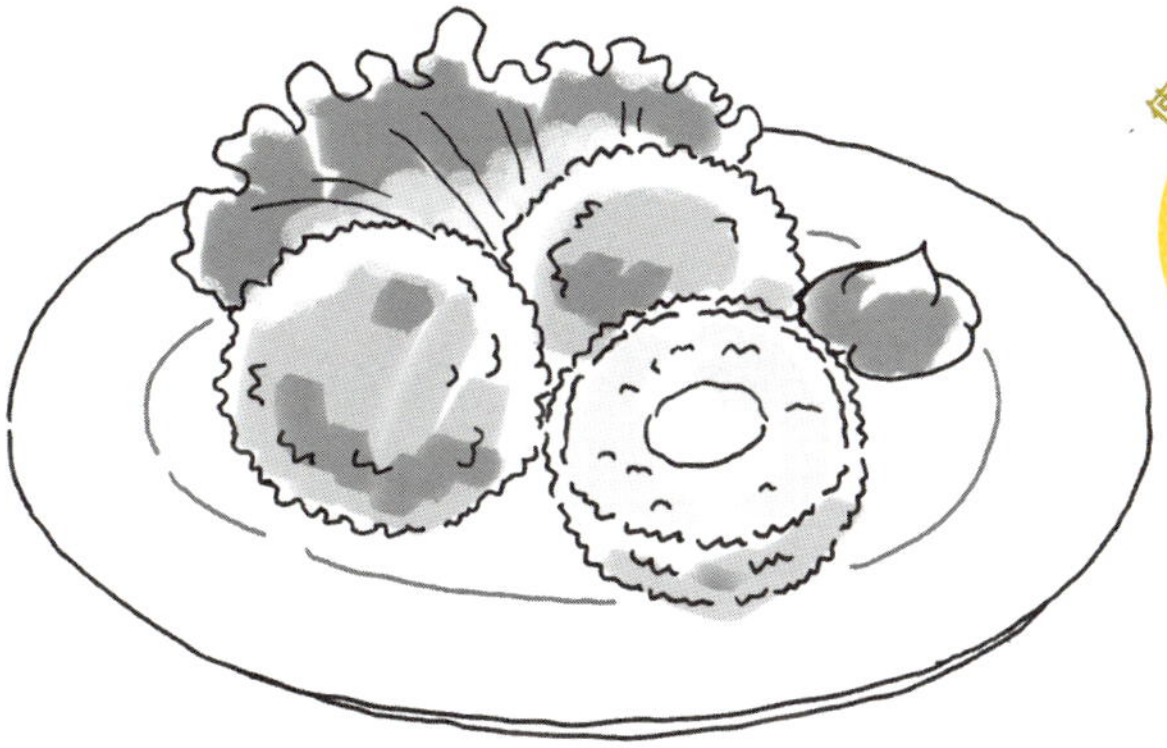

味わいも栄養価もホクホク

使用する乳酸菌食材
チーズ

主菜 かぼちゃコロッケ

女性や子どもに人気のかぼちゃのコロッケ。β-カロテンが豊富なかぼちゃと、乳酸菌が豊富なチーズのダブルパワーが得られます。冷めてもおいしいのでお弁当にもピッタリ。油が気になる方は、オーブンで焼きフライにしても良いですね

〈材料〉2人分

・豚挽き肉　50g
・かぼちゃ　1/8個
・玉ねぎ　1/4個
・プロセスチーズ　30g
・塩、こしょう　各少々
・サラダ油　小さじ2

【衣】

・小麦粉　適量
・パン粉　適量
・卵　適量

〈下ごしらえ〉

・玉ねぎはみじん切りにする。
・かぼちゃはわたと種をとり、皮ごと2センチ角に切っておく。
・チーズはさいの目切りにする。

〈作り方〉

1 耐熱皿にかぼちゃを入れてラップをかけ、600Wの電子レンジで7分程加熱する。やわらかくなったら、つぶしておく。
2 フライパンに油をひいて熱し、玉ねぎを炒める。
3 玉ねぎがしんなりしてきたら豚挽き肉を入れてさらに炒め、塩、こしょうをする。
4 1と3をよく混ぜ、中心にチーズを入れてお好みの形に丸めて【衣】をつけ、180℃の油で揚げる。

RECIPE ADVICE　揚げ始めたらあまりさわらないようにしましょう。パンクしてチーズが飛び出してしまいます。

使用する乳酸菌食材

水切り
ヨーグルト、
味噌

焼き魚をちょっと
オシャレにいただく

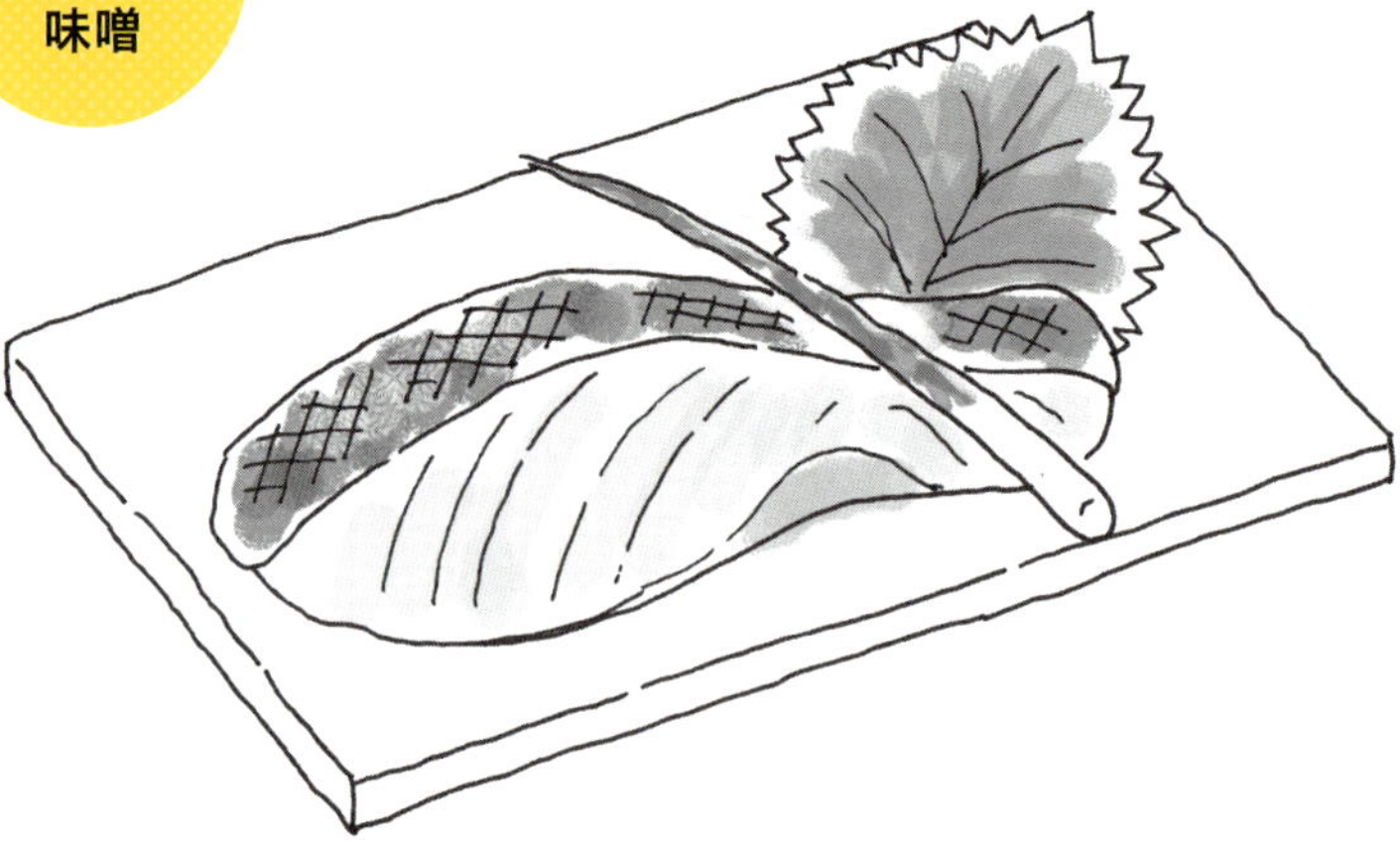

主菜

魚の味噌ヨーグルト漬け焼き

ヨーグルトと味噌はどちらも乳酸菌がたっぷり。

「味噌は分かるけど焼き魚にヨーグルト？」と思うなかれ！　これがとても合うんです。

半日〜1日程漬け込むのがベターですが、1時間程度でもおいしく食べられます

〈材料〉2人分

魚の切り身　2切れ
※魚は何でもOK

【漬けだれ】
・水切りヨーグルト　大さじ2
・味噌　大さじ1
・みりん　小さじ1/2

〈作り方〉

1 ポリ袋に水切りヨーグルトと味噌、みりんを入れて混ぜ合わせる。
2 1に魚を入れて、全体に漬けだれが行き渡るように軽くもみ、1時間以上冷蔵庫で寝かせる。
3 漬けだれを軽くとりのぞき、グリル、フライパンなどで焼く。

RECIPE ADVICE
魚以外にも、お肉や野菜などを漬け込んで焼いてもおいしいですよ。お好みで、ホイル焼きにしてもOK。

「キレイ」と「元気」の
2つの効果

使用する乳酸菌食材
味噌

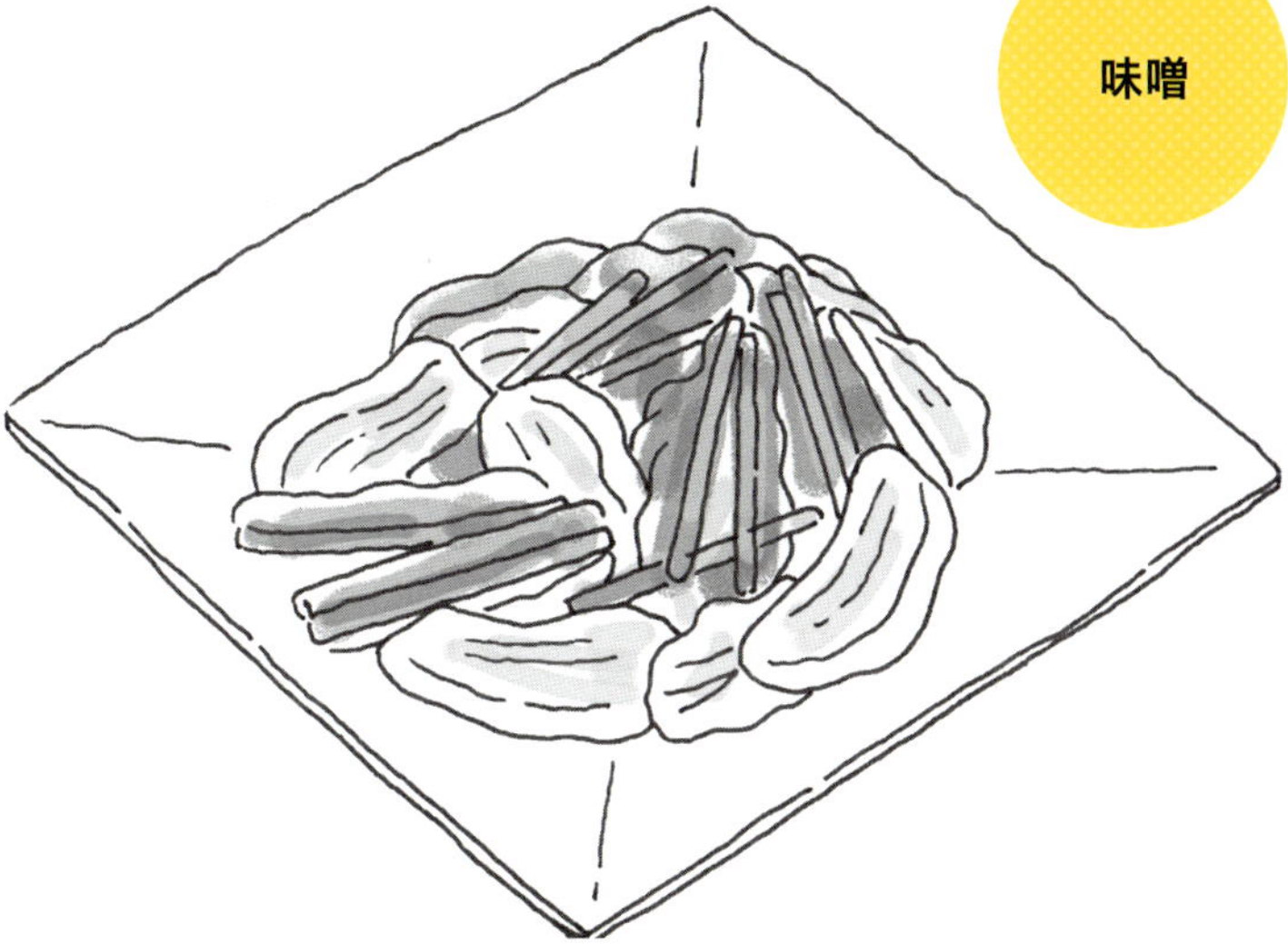

主菜

豚肉と小松菜の味噌炒め

ビタミン、ミネラル、食物繊維などが豊富な小松菜をたっぷり食べられます。
小松菜のビタミンCと豚肉のタンパク質、そして味噌の乳酸菌のトリプルパワーで、
美肌効果も期待できそうな一品です

〈材料〉2人分
・豚肉うす切り　200g
・小松菜　150g
・にんじん　1/3本
・ごま油　小さじ1

【味噌だれ】
・味噌　大さじ2
・砂糖　大さじ1/2
・酒　大さじ1

〈下ごしらえ〉
・豚肉と小松菜は食べやすい大きさに切り、にんじんは薄切りにする。

〈作り方〉
1 【味噌だれ】の材料を混ぜ合わせておく。
2 フライパンにごま油を入れて熱し、豚肉を炒める。火が通ったらにんじんを入れて、炒める。
3 小松菜を入れてサッと炒め、1を入れてからませる。

RECIPE ADVICE　小松菜はシャキシャキ感が命！　炒めるのは手早くサッと。

体も心もほっこりな家庭料理

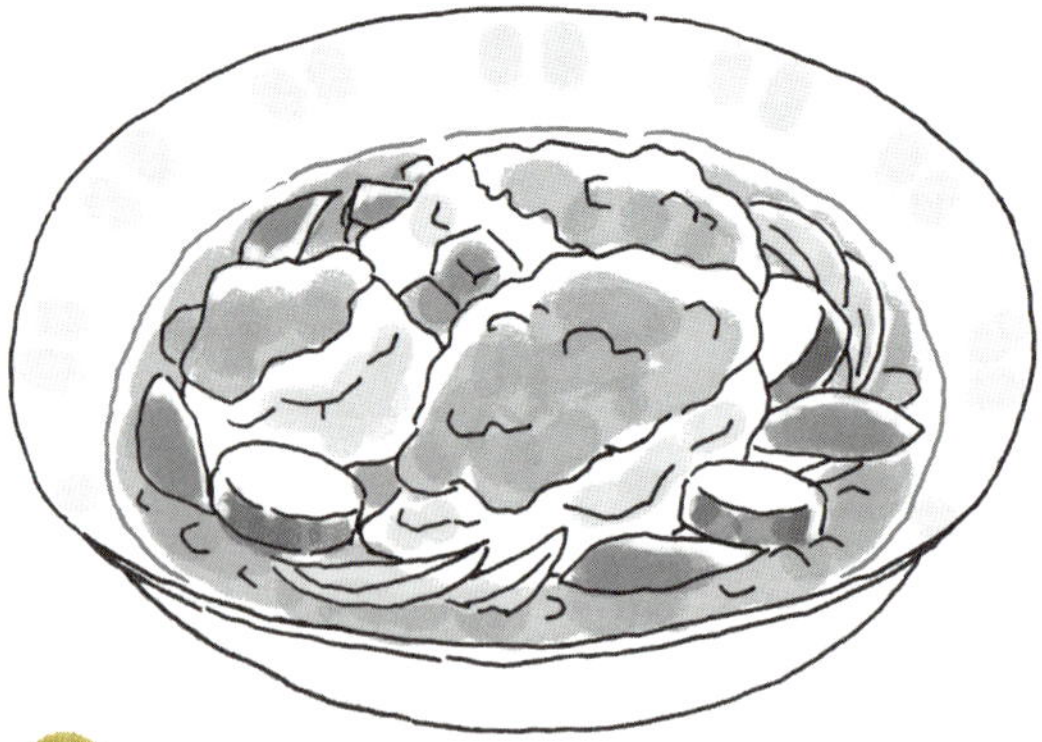

使用する乳酸菌食材
水切りヨーグルト

主菜

チキンのトマト煮込み

イタリアやフランスの家庭料理でおなじみのチキンのトマト煮込み。
乳酸菌のパワーだけでなく、トマトの豊富な栄養や鶏肉のタンパク質も一緒に摂れる
うれしい一品です。鶏肉にしみ込んだトマトの甘みと酸味をご堪能あれ！

〈材料〉2人分
・鶏もも肉　1枚
・玉ねぎ　1/2個
・なす　1本
・ホールトマト　1/2缶
・にんにく　小1片
・水切りヨーグルト　大さじ3
・水　150ml
・顆粒コンソメ　小さじ1
・白ワイン　大さじ1
・塩、こしょう　各少々
・オリーブオイル　大さじ1/2

〈下ごしらえ〉
・鶏もも肉は、一口大に切る。
・玉ねぎは薄切り、なすは1cm幅に切る。
・にんにくは、みじん切りにする。

〈作り方〉
1 フライパンにオリーブオイル、にんにくを入れて炒める。香りが出てきたら、鶏肉を入れて両面に焼き色がついたら、いったん取り出す。
2 1のフライパンにオリーブオイルを少し足して玉ねぎとなすを炒める。玉ねぎがしんなりしてきたらホールトマトを入れて、トマトをくずしながら炒める。
3 2に鶏肉を戻し入れ、水切りヨーグルト、水、顆粒、コンソメ、白ワインを入れて混ぜ、蓋をして弱火で20分程煮る。
4 鶏肉がやわらかくなったら、塩、こしょうで味を調える。

RECIPE ADVICE　にんじんを加えるとさらにおいしさと栄養がアップしますよ！ きのこ類をプラスしても良いですね。

味噌のコクが
たまらない和風酢豚

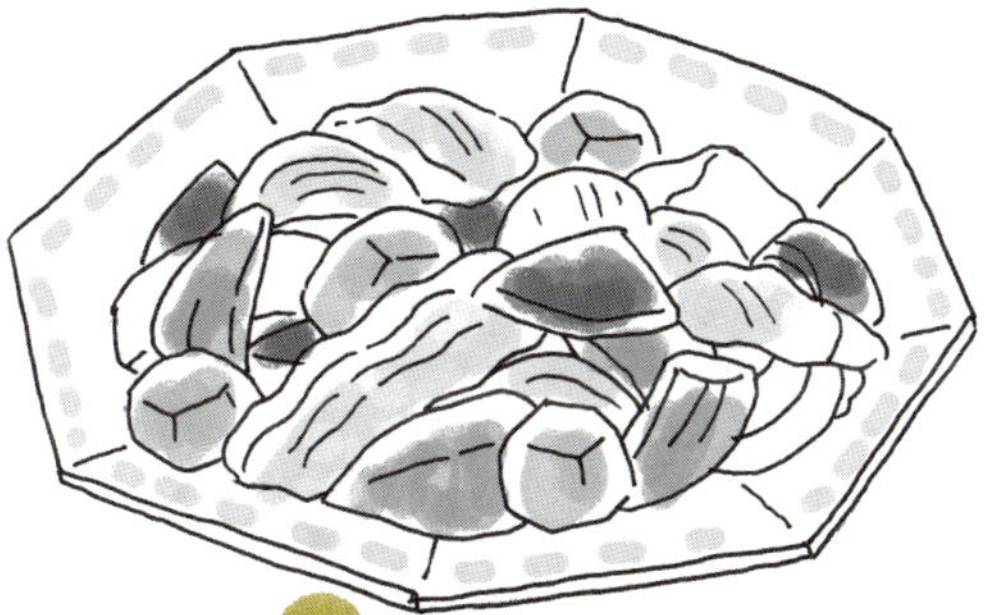

使用する乳酸菌食材

味噌

主菜

味噌酢豚

味噌の乳酸菌パワーと豚肉のタンパク質、野菜のビタミンが得られるよくばりな酢豚。食材を油で揚げないので通常の酢豚よりもヘルシー！　中華なのにどこか和食っぽい雰囲気のある、ごはんがすすむ一品です

〈材料〉2人分
- うす切り豚肉　150g
- 玉ねぎ　1/2個
- にんじん　中1/2本
- 赤パプリカ　1/4個
- ピーマン　1個
- にんにく　小1片
- 片栗粉　適量
- サラダ油　大さじ1

【下味】
- しょうゆ　大さじ1/2
- 酒　大さじ1/2
- 塩、こしょう　各少々

【味噌だれ】
- 味噌　大さじ1/2
- 酒　大さじ1/2
- 酢　大さじ1/2
- 蜂蜜　小さじ1
- 鶏ガラスープ　小さじ1
- 片栗粉　小さじ1

〈下ごしらえ〉
- 豚肉は食べやすい大きさに切り、玉ねぎは一口大に切る。
- パプリカとピーマンは種を取り除き、一口大に切る。
- にんじんは一口大に切り、耐熱容器に入れて600Wの電子レンジで1分半程加熱する。（串が通ればOK。かたいようならさらに加熱）
- にんにくはみじん切りにする。

〈作り方〉
1. 【味噌だれ】の材料を混ぜ合わせる。
2. ボウルに【下味】の材料とうす切り豚肉を入れて混ぜ合わせ、汁気を切って片栗粉をまぶす。
3. フライパンに油（小さじ2）をひいて、にんにく、玉ねぎ、にんじん、パプリカ、ピーマンを炒める。玉ねぎが透明になったら皿に取り出す。
4. フライパンに油（小さじ1）を足して2の肉を炒める。肉に火が通ったら中火にし、3と1を入れて炒め、とろみが出ればOK。

RECIPE ADVICE　うす切り豚肉は、ロースでもバラ肉でもOKです。

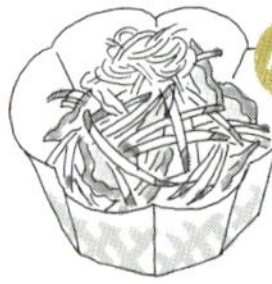

小鉢

ささみとねぎとザーサイの和え物

使用する乳酸菌食材
ザーサイ

**ちょっと中華風な和え物。
ビールやお酒の友にもピッタリです**

〈材料〉2人分
- 鶏ささみ　2本
- 長ねぎ　1/2本
- ザーサイ　30g
- 酒　少々
- 塩　少々
- ごま油　小さじ1
- お好みで　ラー油　適量

〈下ごしらえ〉
- ささみは筋をとる。
- 長ねぎは白髪ねぎにする。
- ザーサイは千切りにする。

〈作り方〉

1 耐熱皿にささみを入れて酒をふり、ラップをかけて600Wの電子レンジで2分程加熱する。（中まで熱が通っていないようであればさらに加熱）
2 1の粗熱をとり、食べやすい大きさに裂く。
3 2と長ねぎ、ザーサイ、ごま油を和え、塩で味を調える。
4 お好みでラー油をかける。

RECIPE ADVICE　ザーサイに味がついているので、塩の加減には注意しましょう。

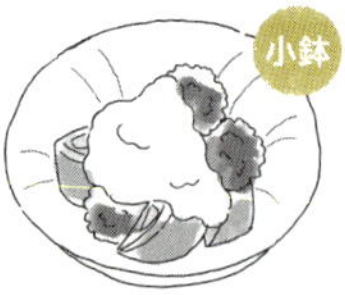

小鉢

ブロッコリーとトマトのヨーグルトソース

使用する乳酸菌食材
ヨーグルト

**ビタミン豊富なブロッコリーとトマトに
ヨーグルトの組み合わせは、怖いものナシかも！**

〈材料〉2人分
- ブロッコリー　100g
- トマト　小1個
- しょうゆ　小さじ1.5
- ヨーグルト　大さじ1
- マヨネーズ　大さじ1
- 塩、こしょう　各少々

〈下ごしらえ〉
- ブロッコリーは小房にし、茹でておく。
- トマトはさいの目切りにする。

〈作り方〉

1 ボウルにしょうゆ、ヨーグルト、マヨネーズ、塩、こしょうを入れて、混ぜ合わせる。
2 ブロッコリーとトマトを器に盛り、1のソースをかける。

RECIPE ADVICE　いんげん、じゃがいもなどに置き換えてもおいしいですよ。

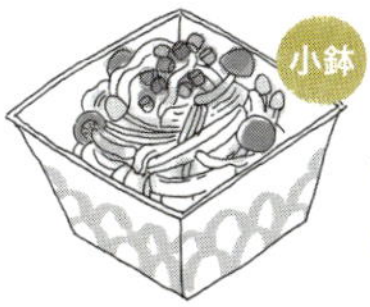

小鉢　きのこと白菜の漬け物和え

使用する乳酸菌食材
漬け物（白菜）

**低カロリーで栄養たっぷりのきのこは
生活習慣病予防にも効果があります**

〈材料〉2人分
- しめじ　1パック
- えのき　1パック
- 白菜の漬物　100g
- ねぎ（長ねぎでも小ねぎでもOK）　適量
- しょうが　少々
- 酒　小さじ2
- しょうゆ　大さじ1
- ごま油　少々
- お好みで　七味唐辛子

〈下ごしらえ〉
- しめじとえのきは石づきを取り、小分けにする。
- 白菜の漬け物とねぎ、しょうがは細く刻んでおく。
- ねぎは小口切りに、しょうがは細かく刻んでおく。

〈作り方〉
1. 耐熱容器にしめじとえのきを入れて酒をふりかけ、600Wの電子レンジで2分程加熱する。
2. 1の水気を切り、白菜の漬け物、しょうゆ、ごま油、しょうがと和える。
3. ねぎをちらし、お好みで七味唐辛子をかける。

RECIPE ADVICE　加熱し過ぎると、きのこ類の歯ごたえが損なわれるので注意！

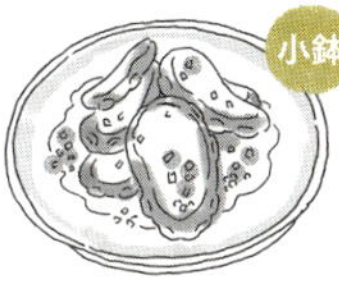

小鉢　たこのカルパッチョ

使用する乳酸菌食材
きゅうりのピクルス

**ピクルスとその漬け汁ピクルス液は酢の替わりに使えます。
置き換えるだけで、いつもと違う一品ができますよ**

〈材料〉2人分
- たこ（刺身用）　150g
- ねぎ（長ねぎでもあさつきでもOK）　適量

【ソース】
- きゅうりのピクルス　1/2本
- ピクルス液　大さじ1.5
- オリーブオイル　大さじ1
- にんにく　1/2片
- 塩、こしょう　各少々

〈下ごしらえ〉
- たこは薄切りにする。（すでに切ってあるものはそのままでOK）
- にんにくはすりおろし、ねぎは小口切りにする。
- ピクルスは細かく刻む。

〈作り方〉
1. 【ソース】の材料をすべて混ぜる。
2. 器にたこを盛ってねぎをちらし、1をかける。

RECIPE ADVICE　漬け込んでマリネ風にしてもいいですね。

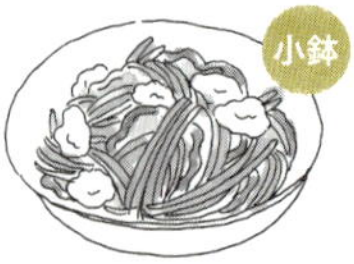

小鉢 にんじんシリシリ風ザーサイ炒め

使用する乳酸菌食材
ザーサイ

栄養豊富なにんじんがたっぷり食べられて、そのうえ
ザーサイの乳酸菌も摂れる小鉢です！

〈材料〉2人分
・にんじん　中1本
・ザーサイ　40g
・卵　1個
・しょうゆ　少々
・ごま油　適量

〈下ごしらえ〉
・にんじんとザーサイを千切りにする。
・卵は割りほぐしておく。

〈作り方〉
1 フライパンにごま油をひいて熱し、にんじんを炒める。
2 にんじんに火が通ったら、ザーサイを入れて炒める。
3 2に卵を入れて炒め、しょうゆで味を調える。

RECIPE ADVICE　ごまを少々加えるとさらに風味豊かになりますよ。

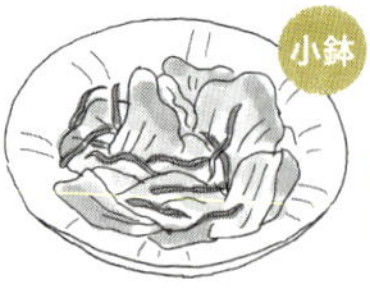

小鉢 蒸しキャベツの塩昆布和え

使用する乳酸菌食材
ヨーグルト

蒸すことでかさが減るので、ビタミンCと胃を整える
ビタミンUが豊富なキャベツがたっぷり食べられる一品です

〈材料〉2人分
・キャベツ　3枚
・塩昆布　大さじ2
・マヨネーズ
　大さじ1と1/2
・ヨーグルト
　大さじ1と1/2

〈下ごしらえ〉
・キャベツはざく切りにする。

〈作り方〉
1 耐熱皿にキャベツを入れてラップをかけ、600Wの電子レンジで3分程加熱する。
2 1を塩昆布、マヨネーズ、ヨーグルトで和える。

RECIPE ADVICE　加熱し過ぎるとキャベツから水が出て、水っぽくなるので注意しましょう。

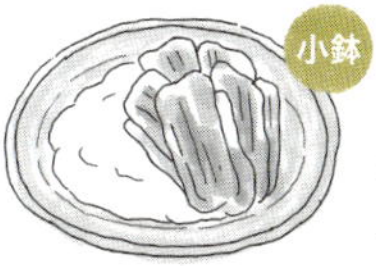

小鉢　漬け物ステーキ

使用する乳酸菌食材　**漬け物**

飛騨地方では、昔から漬け物を焼いて食べる習慣があり、居酒屋さんなどでも人気のメニューです

〈材料〉2人分

・白菜の漬け物　150g
・卵　1個
・ごま油　小さじ2
・塩、こしょう　各少々
・お好みで　のり少々
（かつお節、紅しょうが、七味唐辛子などでもOK）

〈下ごしらえ〉

・漬け物は食べやすい大きさに切り、しっかりと水を切っておく。
・卵は割りほぐしておく。

〈作り方〉

1 フライパンにごま油をひいて熱し、漬け物を炒める。
2 塩、こしょうで味を調え、卵を流し込んでとじる。
3 皿に取り分けて、お好みでのりをかざる。

RECIPE ADVICE　漬け物の水をしっかりしぼって切ることがポイントです。

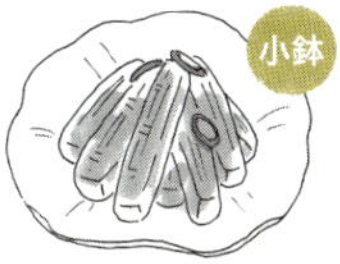

小鉢　大根の漬け物炒め

使用する乳酸菌食材　**漬け物**

古漬けなどの再利用で、かつては家庭でよく作られていた昔懐かしの味

〈材料〉2人分

・大根の漬け物　1/4本
・しょうゆ　小さじ1
・砂糖　小さじ1
・酒　小さじ1
・ごま油　小さじ2
・鷹の爪　少々
・お好みで　ごま　少々

〈下ごしらえ〉

・大根の漬け物を洗って、長さ4cmぐらいの拍子切りにする。
・鷹の爪は輪切りにする。

〈作り方〉

1 フライパンにごま油をひいて熱し、漬け物を炒める。
2 しょうゆ、砂糖、酒、鷹の爪を入れ、からめるように炒める。
3 ごまを入れて和える。

RECIPE ADVICE　漬け物に塩気があるので調味料の量は注意しましょう。

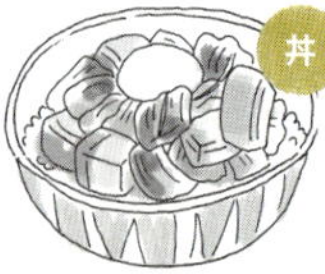

丼

アボキム丼

使用する乳酸菌食材
キムチ

アボカドとキムチの相性は抜群！　美容に役立つ栄養素がたっぷり盛られたうれしいごはんです

〈材料〉2人分
- ごはん　2人分
- キムチ　100g
- アボカド　1個
- 卵（卵黄のみ使用）　2個
- しょうゆ　適量
- お好みで
  コチュジャン　少々

〈下ごしらえ〉
- アボカドは2つに切って種を取り除き、皮をむいて一口大に切る。
- キムチは食べやすい大きさに切る。
- 卵は卵黄だけにしておく。

〈作り方〉
1 アボカドとキムチを和える。
2 丼にごはんを盛り、1をのせる。
3 卵黄をのせ、お好みでしょうゆ、コチュジャンをかける。

RECIPE ADVICE　アボカドとキムチを親子丼のように卵でとじても Good!

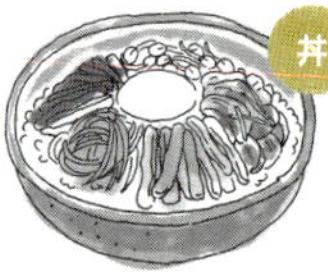

丼

簡単ビビンバ

使用する乳酸菌食材
キムチ

**和えてのせるだけ！
キムチやナムルが食欲をそそって、夏場にもピッタリ**

〈材料〉2人分
- ごはん　2人分
- キムチ　100g
- 温泉卵（生卵でもOK）　2個
- サラダ油　適量
- お好みで
  コチュジャン　少々

【牛肉焼き】
- 薄切り牛肉　150g
- 酒　大さじ1
- 砂糖　大さじ1
- しょうゆ　大さじ1

【にんじんのナムル】
- にんじん　1/3本
- ごま油　小さじ1
- 砂糖　小さじ1/3
- 塩　少々

【ほうれん草のナムル】
- ほうれん草　2株
- ごま油　小さじ1
- 砂糖　小さじ1/3
- 塩　少々

【もやしのナムル】
- もやし　半袋
- ごま油　大さじ1/2
- 砂糖　小さじ1/3
- 塩　少々

〈下ごしらえ〉
- キムチは食べやすい大きさに切る。
- 牛肉は細切りにする。
- ほうれん草は下茹でをして4cmの長さに切る。
- にんじんは千切りにし、さっと茹でる。
- もやしはさっと茹でて水を切っておく。

〈作り方〉
1 ほうれん草、にんじん、もやしを調味料で和える。
2 ボウルに牛肉焼きの材料を入れてよくもみ、油をひいたフライパンで炒める。
3 丼にごはんを盛り、1と2、キムチを盛りつける。
4 仕上げに温泉卵をのせ、お好みでコチュジャンをトッピングする。

RECIPE ADVICE　もやしは豆もやしを使うと歯ごたえもあっておすすめです。

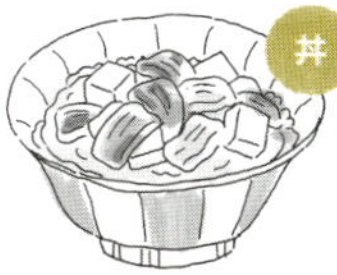

丼 キムチ豆腐のっけごはん

使用する乳酸菌食材
キムチ

親子丼のような豚キムチのような、はたまた豆腐チゲのようなおいしさと栄養価をもつ一石二鳥（三鳥?）などんぶりです

〈材料〉2人分
・ごはん　2人分
・キムチ　100g
・豆腐　1/2丁
・豚切り落とし肉　100g
・卵　2個
【つゆ】
・しょうゆ　大さじ1
・みりん　大さじ1
・だし汁　100ml

〈下ごしらえ〉
・豆腐は水を切り、食べやすい大きさに切っておく。
・キムチは食べやすい大きさに切る。
・卵は割りほぐしておく。

〈作り方〉
1 鍋（もしくはフライパン）に【つゆ】の材料を入れて煮立たせ、豚肉、豆腐を入れる。
2 肉に火がとおったら、キムチを入れて軽く混ぜ、割りほぐした卵を入れて好みのかたさに煮る。
3 丼にごはんを盛り、2をのせる。

RECIPE ADVICE　豆腐は、ペーパータオルに包んで20～30分おき、しっかり水を切りましょう。

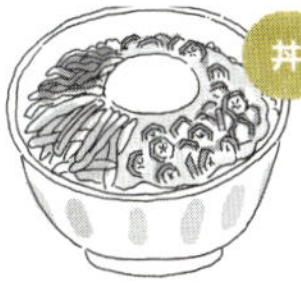

丼 ぶっかけネバネバ丼

使用する乳酸菌食材
漬け物（たくあん）

滋養強壮や美肌に効果のあるオクラと長いも（やまいも）のネバネバパワーに乳酸菌のパワーをプラス！

〈材料〉2人分
・ごはん　2人分
・たくあん　50g
・オクラ　4本
・長いも（やまいも）お好みの量
・卵（卵黄のみ使用）　2個
・だし汁　大さじ2
・しょうゆ　大さじ2
・小ねぎ　適量
・しそ　適量

〈下ごしらえ〉
・オクラはサッと茹でて輪切りにする。
・長いもは、すりおろす。
・小ねぎは小口切りに、たくあんとしそは千切りにする。

〈作り方〉
1 長いも、オクラ、だし汁、しょうゆを混ぜ合わせる。
2 丼にごはんを盛り、1をかけてたくあんをのせ、小ねぎとしそをちらす。

RECIPE ADVICE　かつお節、ごまなどをかけてもおいしいですよ。

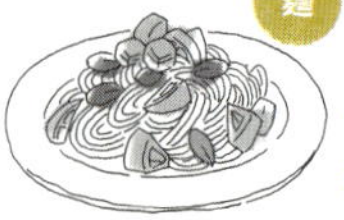

麺

トマトの冷製パスタ

使用する乳酸菌食材

チーズ

チーズの乳酸菌とタンパク質、トマトのビタミンと抗酸化作用が、体の中と外を同時に元気にしてくれます

〈材料〉2人分

- フルーツトマト　5個
  （もしくは完熟トマト　2個）
- モッツァレラチーズ
  1個
- にんにく　小1/2片
- 塩、黒こしょう
  （粗挽き）　各少々
- 蜂蜜　小さじ1/2
- オリーブ油　大さじ2
- パスタ 160g
- お好みで　バジル　少々

〈下ごしらえ〉

- トマトとモッツァレラチーズはさいの目切りにする。
- にんにくはすりおろす。
- パスタは1000mlに10gの塩を入れた熱湯で好みのかたさに茹でる。

〈作り方〉

1 ボウルに蜂蜜とオリーブオイル、にんにくを入れて混ぜ合わせる。
2 パスタが茹で上がったら、冷水でしめる。
3 1にトマトとモッツァレラチーズと2を入れて和える。
4 塩、黒こしょうで味を調え、お好みでバジルをちらす。

RECIPE ADVICE　トマトやモッツァレラチーズは崩れやすいので、ふんわり和えましょう。

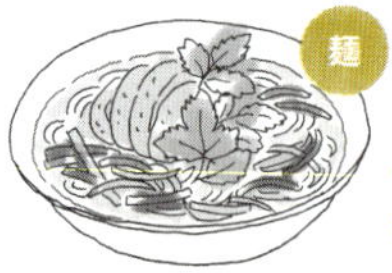

麺

フォー

使用する乳酸菌食材

ナンプラー

ベトナムの定番メニューのフォーは米粉で作った麺。栄養豊富なもやしやニラもたっぷり食べられます

〈材料〉2人分

- 乾燥フォー　150g

【フォーのスープ】
- 鶏ガラスープ　500ml
- ナンプラー　大さじ1
- 塩、こしょう　各少々

【トッピング】
- 鶏むね肉
  （ささみでもOK）200g
- もやし　1/2袋
- にら　3～4本
- 長ねぎ　適量
- レモン or ライム　適量

〈下ごしらえ〉

- 鶏肉は蒸し鶏にし、食べやすい大きさに切っておく。
- もやしはさっと茹でておき、にらは4cmの長さに切ってさっと湯どおししておく。
- 長ねぎは細切りに切る。

〈作り方〉

1 フォーをややかために茹でる。
2 鍋に【フォーのスープ】の材料を入れ、ひと煮立ちさせる。
3 器にフォーを盛って2を入れ、【トッピング】をのせる。

RECIPE ADVICE　食べるときに、鷹の爪とパクチーを入れるとおいしいですよ。

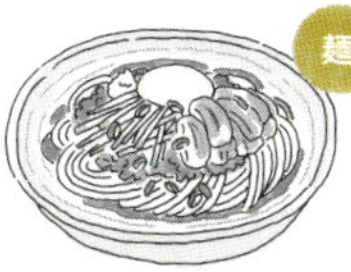

麺 キムチ納豆うどん

使用する乳酸菌食材
キムチ

**キムチと納豆は、絶対おいしい組み合わせです。
体を温めるしょうがを添えてツルッといただきましょう**

〈材料〉2人分
・冷凍うどん　2玉
・キムチ　お好みの量
・納豆　2パック
・きゅうり　1/2本
・卵（卵黄のみ）　2個
・めんつゆ（ストレート）　適量
【薬味】
・しょうが　適量
・あさつき　適量
・ごま　適量
・きざみのり
（もみのりでもOK）　適量

〈下ごしらえ〉
・キムチは食べやすい大きさに切り、納豆は包丁でたたいてひきわりにする。
・きゅうりは千切りにする。
・しょうがはすりおろし、あさつきは細かくきざむ。

〈作り方〉
1 うどんをお湯でほぐし、水を切る。
2 器に1を盛って、キムチ、納豆、きゅうり、卵黄をのせる。
3 【薬味】の材料をのせて、めんつゆをかける。

RECIPE ADVICE　玉ねぎを加えると、さらに乳酸菌最強度がアップ！

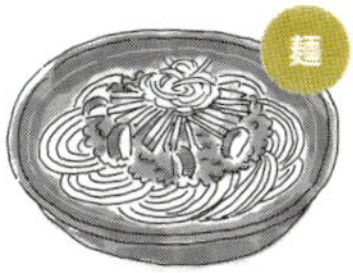

麺 なすの肉味噌ジャージャー麺風

使用する乳酸菌食材
味噌

なすの皮の色素ナスニンには抗酸化作用があるので、肉のタンパク質と組ませれば美容にもカラダにもうれしい効果が！

〈材料〉2人分
・冷凍うどん
（お好きな麺でOK）　2玉
・豚ひき肉　200g
・なす　2本
・きゅうり　1/2本
・長ねぎ　1/2本
・ごま油　適量
【味噌だれ】
・味噌　大さじ2
・砂糖　大さじ1
・酒　大さじ1

〈下ごしらえ〉
・なすは半月切りにし、きゅうりは千切りにする。
・長ねぎは白髪ねぎにする。

〈作り方〉
1 うどんをお湯でほぐし、水を切る。
2 フライパンにごま油をひいて熱し、なすを炒める。しんなりしてきたら、肉を入れて炒める。
3 肉に火が通ったら、【味噌だれ】の材料を入れてまぜるように軽く炒める。
4 うどんを器に盛ってきゅうりと3をのせ、白髪ねぎをのせる。

RECIPE ADVICE　ねぎはたっぷりのほうがおいしいので、量を増やしてもOK。

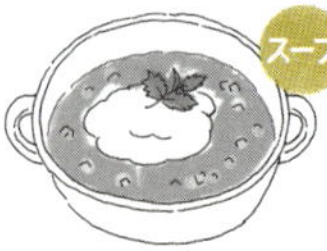

スープ

トマトヨーグルトスープ

使用する乳酸菌食材
水切りヨーグルト

**サワークリームの代わりに、水切りヨーグルトを使った
トマトスープ。スッキリしているので、朝食におすすめです**

〈材料〉2人分
- トマト缶（ホールでもダイスでもOK）　1/2缶
- セロリ　1/4本
- 玉ねぎ　1/2個
- にんにく　1/2片
- 水切りヨーグルト　大さじ2
- 固形コンソメ　1個
- 水　100ml
- 白ワイン　大さじ1
- 塩、黒こしょう（粗挽き）各少々
- オリーブオイル　適量
- お好みで　パセリ　少々

〈下ごしらえ〉
- セロリ、玉ねぎ、にんにく、パセリはみじん切りにする。
- トマト缶がホールの場合はつぶす。

〈作り方〉
1. 鍋でオリーブオイルとにんにくを炒める。香りが出てきたら、玉ねぎとセロリを入れて炒める。
2. 1にトマト缶、水、固形コンソメ、白ワインを加えて、時々かき混ぜながら煮る。
3. 野菜がやわらかくなったら、塩、黒こしょうで味を調える。
4. 器に盛って水切りヨーグルトをのせ、お好みでパセリをちらす。

RECIPE ADVICE　ベーコンを加えても、コクが出ておいしいですよ。

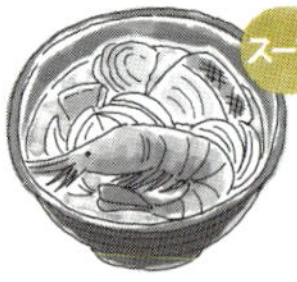

スープ

ブイヤベース風味噌汁

使用する乳酸菌食材
味噌

**ブイヤベースのようなあら汁のような味噌汁。カルシウムと
タンパク質が豊富な魚介類がしっかり食べられます**

〈材料〉2人分
- 白身魚　200g
- 生エビ　2～4尾
- ほたて　4個
- にんじん　1/4本
- 玉ねぎ　1/2個
- にんにく　1/2片
- 味噌　大さじ1
- だし汁　300cc
- 酒　大さじ1
- お好みで　長ねぎ　少々
- オリーブオイル　適量

〈下ごしらえ〉
- 白身魚は食べやすい大きさに切ってザルに入れ、サッと熱湯（分量外）をかける。
- エビは背わたをとって水洗いし、キッチンペーパーで水気を拭きとっておく。
- 玉ねぎ、にんじんは薄切りにする。
- にんにくは包丁などでつぶし、長ねぎは小口切りにする。

〈作り方〉
1. 鍋にオリーブオイルとにんにくを入れ、香りが出てきたら、にんじん、玉ねぎを入れて炒める。
2. 1にだし汁と酒を入れ、煮立ったら、白身魚、エビ、ほたてを入れ、アクを取りながら中火で4～5分煮る。
3. 味噌を入れて味を調え、お好みで長ねぎをちらす。

RECIPE ADVICE　ほたての代わりにアサリを使ってもOKです。

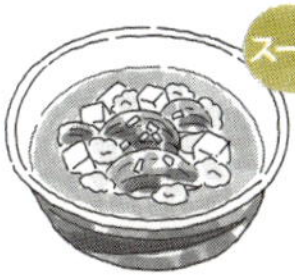

スープ キムチと豆腐のスープ

使用する乳酸菌食材 キムチ

体が温まって栄養も摂れる、忙しいときでもサッと作れるスープです。遅く帰宅した日やお酒のあとにも合いそうです

〈材料〉2人分

- キムチ　60g（お好みの量で）
- 豆腐　1/2丁
- 卵　1～2個
- 鶏ガラスープ　300ml
- 酒　大さじ1
- 塩、こしょう　少々
- お好みで　小ねぎ　少々
- お好みで　ごま　少々

〈下ごしらえ〉

- キムチは食べやすい大きさに切る。
- 豆腐は水を切り、さいの目切りにする。
- 卵は割りほぐす。
- 小ねぎは小口切りにしておく。

〈作り方〉

1. 鍋に鶏ガラスープと酒を入れてひと煮立ちさせる。
2. 豆腐、キムチを加えて煮立ったら、卵を流し入れる。
3. 卵がふんわりしたら、塩、こしょうで味を調え、お好みで小ねぎ、ごまをちらす。

RECIPE ADVICE　にら、もやしなどの野菜を入れるとさらに栄養もアップ！

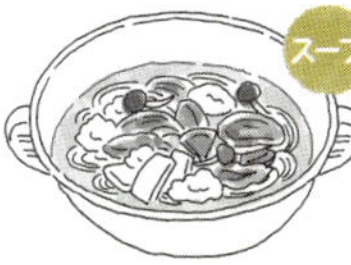

スープ 具だくさん春雨スープ

使用する乳酸菌食材 キムチ

野菜たっぷりで栄養も摂れる食べるスープです。遅い夕食や夜食などにも良いですよ

〈材料〉2人分

- キムチ　60g（お好みの量で）
- 春雨　20g
- 卵　1～2個
- しめじ　1/4パック
- にんじん　1/4本
- 大根　120g
- 鶏ガラスープ　300ml
- 酒　大さじ1
- 豆板醤　少々
- 塩、こしょう　各少々
- お好みで　小ねぎ　少々
- お好みで　ごま　少々

〈下ごしらえ〉

- キムチは食べやすい大きさに切る。
- 春雨はやや固めにもどして水気をしっかり切り、食べやすい長さに切る。
- しめじは石づきを取り除いて小分けにし、にんじんと大根は薄切りにする。
- 卵は割りほぐす。

〈作り方〉

1. 鍋に鶏ガラスープと、酒、にんじん、大根を入れ、大根が透き通ったらしめじを入れる。
2. キムチを加えて再び煮立ったら、春雨を入れて2分程煮る。
3. 卵を流し入れてふんわりしたら、塩、こしょう、お好みで豆板醤で味を加えて味を調える。
4. お好みで小ねぎ、ごまをちらす。

RECIPE ADVICE　野菜はお好みのものでOK！　豆腐や油揚げを加えてもおいしいです。

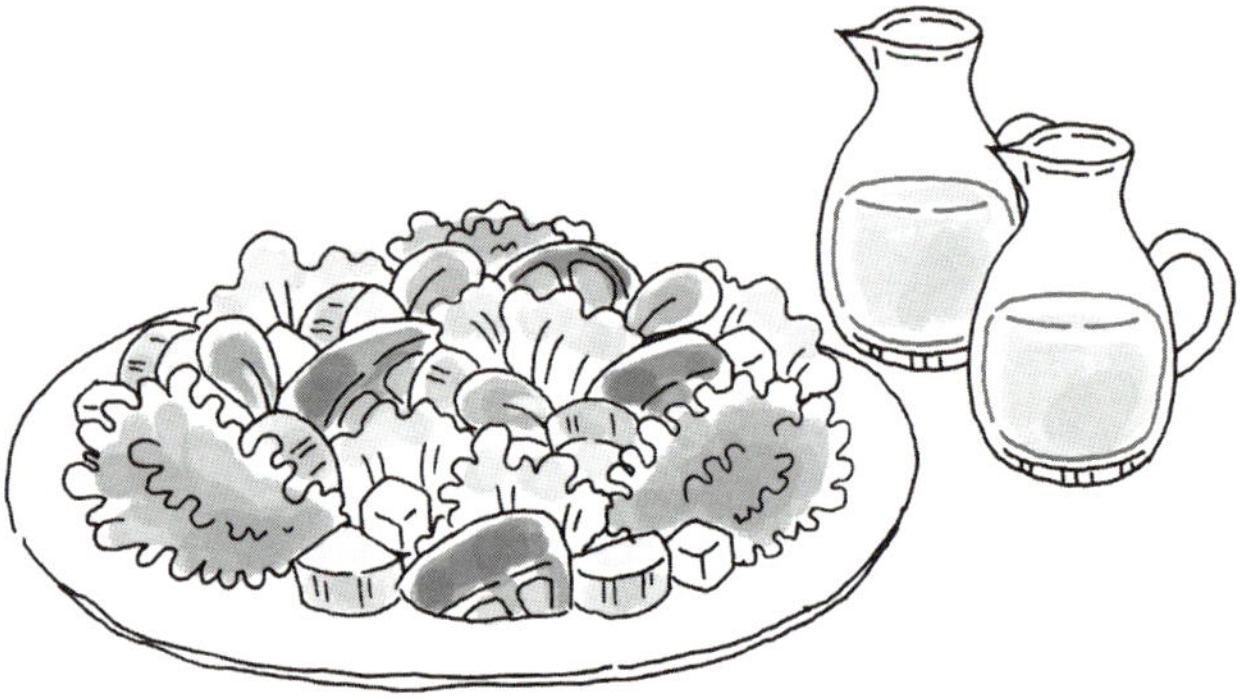

サラダ ホエイと玉ねぎのドレッシング

使用する乳酸菌食材
水切りヨーグルト作成時の
乳清（ホエイ）

水切りヨーグルトを作ったときに出た乳清（ホエイ）にも乳酸菌がたっぷり。ムダなく活用して、おいしいドレッシングを作りましょう！

〈材料〉2～3人分のサラダ用
- 乳清（ホエイ） 50ml
- 玉ねぎ 1/4個
- 酢またはビネガー 大さじ1
- オリーブオイル 大さじ1
- 砂糖 適量
- 塩、こしょう 各少々

〈下ごしらえ〉
- 玉ねぎはすりおろすか、フードプロセッサーなどでペースト状にする。

〈作り方〉
1 ボウルにすべての材料を入れてよく混ぜ合わせる。

RECIPE ADVICE　細かく切ったパセリやバジルを入れるとよりおいしいです。

サラダ ガーリックミルクドレッシング

使用する乳酸菌食材
水切りヨーグルト

人気のランチドレッシング風のミルクドレッシングを水切りヨーグルトを使って作りましょう。ガーリックの風味が食欲をそそりますよ

〈材料〉2～3人分のサラダ用
- 水切りヨーグルト 50ml
- 玉ねぎ 1/2個
- にんにく 1片（お好みの量で）
- 酢またはビネガー 大さじ1
- オリーブオイル 大さじ1
- 砂糖 適量
- 塩、こしょう 各少々

〈下ごしらえ〉
- 玉ねぎとにんにくはすりおろすか、フードプロセッサーなどでペースト状にする。

〈作り方〉
1 ボウルにすべての材料を入れてよく混ぜ合わせる。

RECIPE ADVICE　マヨネーズやバターミルクを加えると、より濃厚な味わいになります。

サラダ　さつまいもとカッテージチーズのサラダ

使用する乳酸菌食材
チーズ（カッテージチーズ）

低カロリーなうえに栄養面でも補い合える、仲良しコンビなサラダ。
シンプルだけど何故かハマるおいしさです

〈材料〉2人分
・さつまいも　1/2本
・カッテージチーズ　50g
・レーズン　大さじ1
・ベビーリーフ　適量
・塩、こしょう　各少々
【ドレッシング】
・マヨネーズ　大さじ1
・蜂蜜　大さじ1/2
・レモン汁　小さじ2
・塩、こしょう　各少々

〈下ごしらえ〉
・さつまいもはいちょう切りにし、茹でておく。（スッと串が通るくらい）

〈作り方〉
1 ボウルに【ドレッシング】の材料を入れてよく混ぜ合わせる。
2 1にレーズンとカッテージチーズを加えて混ぜ、塩、こしょうで味を調える。
3 さつまいもと2を和え、最後にベビーリーフを加えて軽く混ぜる。

RECIPE ADVICE　りんご、水切りヨーグルトを加えると子ども達も喜ぶおいしさに！

サラダ　ザーサイと春雨の中華風サラダ

使用する乳酸菌食材
ザーサイ

春雨を使った“ヘルシーな冷やし中華”的なサラダです。
お酒のおつまみにも合いますよ

〈材料〉2人分
・ザーサイ　20g
・春雨　50g
・きゅうり　1本
・にんじん　1/2本
・ハム　4枚
・卵　2個
・サラダ油　適量
【ドレッシング】
・しょうゆ　大さじ1
・酢　大さじ1
・砂糖　大さじ1
・ごま油　少々
・ごま　少々

〈下ごしらえ〉
・ザーサイ、きゅうり、ハムは千切りにする。
・春雨は好みのかたさに戻す。（やや固めがおすすめ）
・にんじんは千切りにし、さっと茹でる。
・卵は割りほぐす。

〈作り方〉
1 フライパンにサラダ油を熱して、卵を流し込んで炒り卵を作り、さます。
2【ドレッシング】の材料を混ぜ合わせる。
3 ボウルにさました1とそれ以外の材料をすべて入れ、2をかけて混ぜる。

RECIPE ADVICE　ザーサイに味がついているので、ドレッシングの材料の量は調整しましょう。

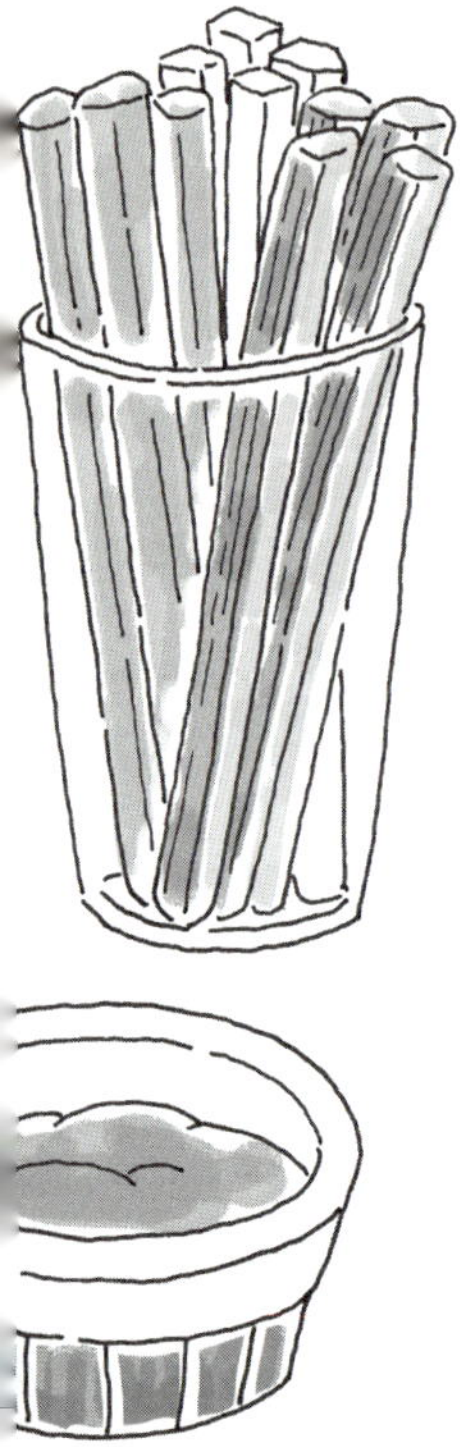

ディップ

アボカドとピクルスのディップ

使用する乳酸菌食材
ピクルス

**栄養価抜群のアボカドの簡単ディップ。
コーンチップスやタコスにもバッチリ！
パラペーニョのピクルスを使えばさらにメキシカンなディップに**

〈材料〉ココット1個分
・アボカド　1/2個
・ピクルスのみじん切り　大さじ1
・マヨネーズ　適量
・塩、こしょう　各少々

〈下ごしらえ〉
・アボカドは2つに切って種を取り除き、皮をむいて一口大に切る。

〈作り方〉
1 ボウルにアボカドを入れ、フォークの背などでつぶす。
2 1に残りの材料をすべて入れてよく混ぜ合わせる。

RECIPE ADVICE　クリームチーズを加えると乳酸菌も味わいもさらにアップ！

ディップ

にんじんのディップ

使用する乳酸菌食材
水切りヨーグルト

にんにくの香りとヨーグルトの酸味をきかせた、ちょっと大人っぽいディップ。にんじんは善玉菌のエサとなる水溶性食物繊維も豊富です

〈材料〉ココット1個分
・にんじん　1/2本
・水切りヨーグルト　40cc
・にんにく　1/2片
・レモン汁　適量
・オリーブオイル　適量
・パセリ　適量
・塩、こしょう　各少々

〈下ごしらえ〉
・にんじんはすりおろすか、フードプロセッサーで細かくする。
・パセリは細かく切り、にんにくはすりおろす。

〈作り方〉
1 フライパンにオリーブオイルを入れて熱し、にんじんを炒める。
2 さました1にそれ以外の材料を入れてよく混ぜ合わせ、塩、こしょうで味を調える。

RECIPE ADVICE　にんにくを使わず、甘めの味付けにアレンジするとお子様向きにもなります。

ディップ

クリームチーズの和風ディップ

使用する乳酸菌食材

チーズ

クリームチーズを和風ディップにアレンジ！　チーズは豊富なタンパク質とカルシウムを含むので、上手に使えばダイエットにも役立ちます

〈材料〉ココット1個分

・クリームチーズ　100g
・わさび　適量
（お好みの量で）
・しょうゆ　適量
（お好みの量で）
・かつお節　5g

〈作り方〉

1 全ての材料をよく混ぜ合わせる。

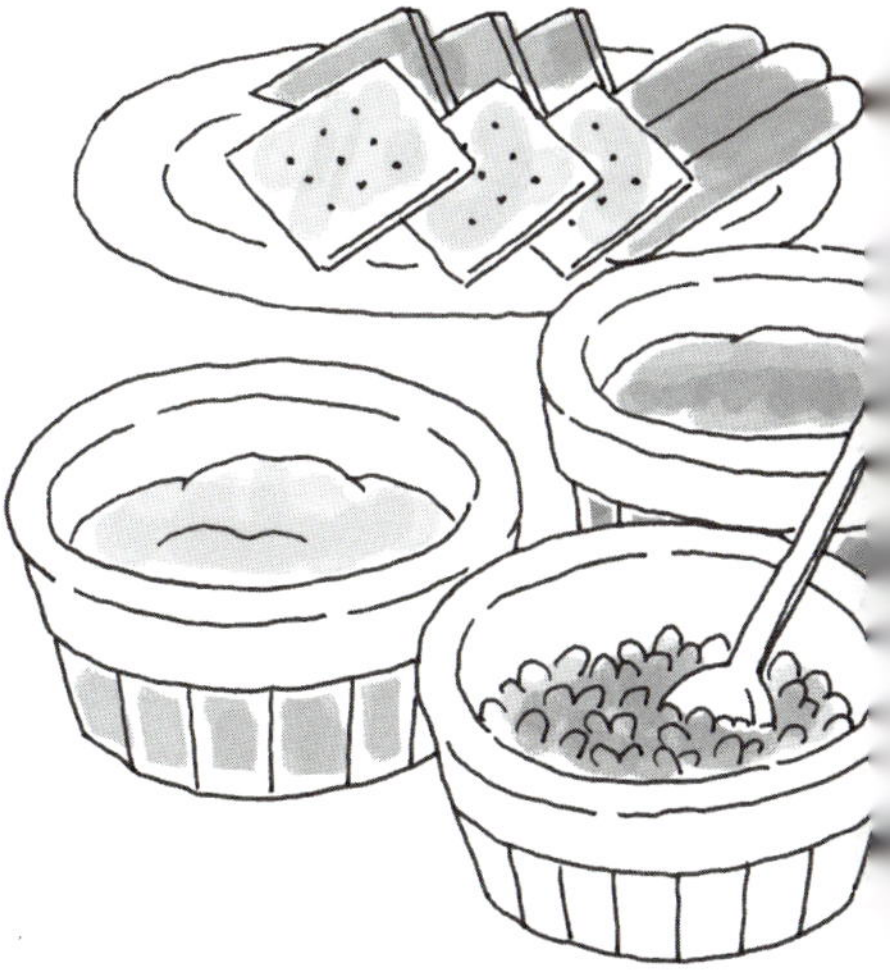

RECIPE ADVICE　わさびをからしや七味唐辛子に置き換えてもいいですね。

ディップ

豆腐と金山寺味噌のディップ

使用する乳酸菌食材

味噌
（金山寺味噌）

今でも金山寺味噌などの“なめ味噌”があるように、味噌はもともと「おかず」。昔の人々はおにぎりと味噌を持って仕事や旅に出たそう

〈材料〉ココット1個分

・豆腐　1/2丁
・小ねぎ　適量
・金山寺味噌　大さじ2
・ゆずの絞り汁　適量
・オリーブオイル
大さじ1/2
・塩、こしょう　各少々

〈下ごしらえ〉

・小ねぎは小口切りにする。
・豆腐はペーパータオルに包み15分位水を切り、つぶす。

〈作り方〉

1 すべての材料をよく混ぜ合わせ、塩、こしょうで味を調える。

RECIPE ADVICE　ディップだけでなく、あつあつのごはんにのせてもおいしいですよ。

スムージー6種

使用する乳酸菌食材
ヨーグルト

手軽なうえに、栄養を丸ごと摂ることができるのがスムージーの良いところ。
すべてヨーグルトを使ったレシピですが、乳酸菌といっても種類も
効果もさまざま。自分がほしい乳酸菌が入ったヨーグルトを使うといいですね

キウイとりんごのスムージー

〈材料〉1人分
- キウイ　1個
- りんご　1/2個
- ヨーグルト　大さじ4
- 牛乳　50ml
- 蜂蜜　適量（お好みの量で）

〈作り方〉
1 キウイは皮をむいて一口大に切り、りんごは芯を取り一口大に切る。（りんごの皮はそのまま）。
2 すべての材料をミキサーにかける。

バナナといちごの定番スムージー

〈材料〉1人分
- バナナ　1本
- いちご　8個
- ヨーグルト　大さじ4
- 牛乳　50ml
- 蜂蜜　適量（お好みの量で）

〈作り方〉
1 いちごはヘタをとり、バナナは皮をむいて一口大に切る。
2 すべての材料をミキサーにかける。

小松菜のグリーンスムージー

〈材料〉1人分
- バナナ　1本
- オレンジ　1/2個
- 小松菜　2株
- ヨーグルト　大さじ4
- 牛乳　50ml
- 蜂蜜　適量（お好みの量で）

〈作り方〉
1 バナナは皮をむいて一口大に切り、オレンジは外皮をむいて小房に分ける。
2 小松菜は2cmの長さに切る。
3 すべての材料をミキサーにかける。

アサイーヨーグルトスムージー

〈材料〉1人分
- 冷凍アサイーピューレ　1袋
- バナナ　1/2個
- ヨーグルト　100g

〈作り方〉
1 アサイーは解凍もしくはこまかく砕く。バナナは皮をむいて一口大に切る。
2 すべての材料をミキサーにかける。好みで七味唐辛子をかける。＊冷凍アサイーが手に入らない場合は、ジュースや粉末などでもOK（量は調整してください）。

パパイヤのトロピカルスムージー

〈材料〉1人分
- パパイヤ　1/4個
- バナナ　1/2本
- オレンジ　1/2個
- ヨーグルト　大さじ4
- 牛乳　50ml
- 蜂蜜　適量（お好みの量で）

〈作り方〉
1 パパイヤは皮と種を取り除き、一口大に切る。
2 バナナは皮をむいて一口大に切り、オレンジは外皮をむいて小房に分ける。
3 すべての材料をミキサーにかける。＊さらにフルーツをプラスしたり、バナナやオレンジを他のフルーツに置き換えてもGood!

トマトのスムージー

〈材料〉1人分
- 完熟トマト　1/2個
- ヨーグルト　100g
- レモン汁　適量
- 蜂蜜　適量（お好みの量で）

〈作り方〉
1 トマトは一口大に切る。
2 すべての材料をミキサーにかける。

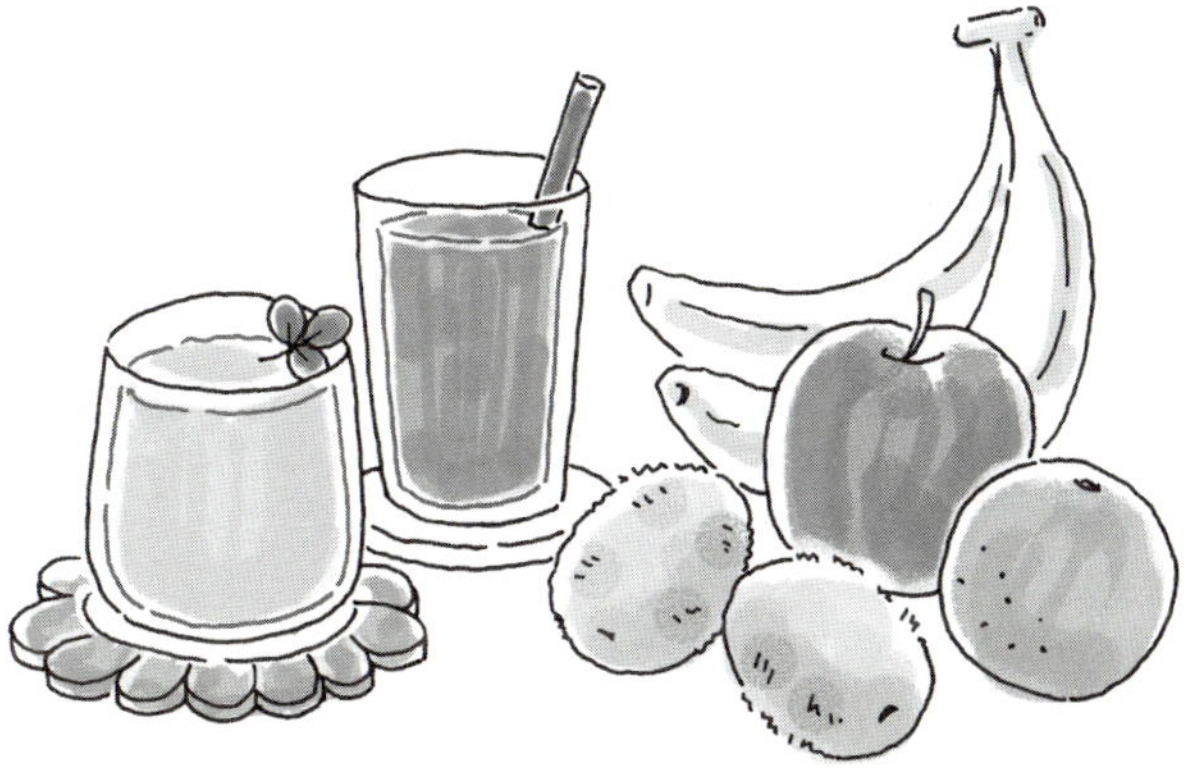

COLUMN 4

悪さをする菌を知っておけば怖くない

腸内で腐敗を起こし体に悪影響をおよぼす悪玉菌とは

通常、腸内は善玉菌20％、悪玉菌10％、中間菌70％で構成されています。善玉菌についてはいろいろとご紹介したので、ここでは悪玉菌のことをお話しましょう。

悪玉菌の代表格は、大腸菌、ウェルシュ菌、ブドウ球菌などです。これらが増殖すると腸内が腐敗し、硫化水素やアンモニアなどの臭気がある有害物質がつくり出されます。便やおならが臭いのは悪玉菌が増殖しているためで、便秘も悪化します。さらに、これらの腐敗物質が体内に運ばれると、様々な病気が引き起こされます。

悪玉菌はストレスが多い人、不規則な生活や運動不足の人の腸内にも増殖が進み、大幅に増加します。悪玉菌を増やさないためにはこれらの生活習慣を見直し、善玉菌であるビフィズス菌を増やすためにヨーグルト、乳酸菌飲料、オリゴ糖や食物繊維を摂取することが大切です。

善玉菌が減り、悪玉菌が増えると人の体に悪影響をおよぼす病原菌たち

それでは、代表的な悪玉菌をひとつひとつご紹介します。

大腸菌……腸内では無害ですが、腸管出血性大腸菌Ｏ－１５７などの病原菌が入り込むと、食中毒を起こします。カゼイ菌シロタ株やラクトバチルス・プランタラム・ＨＯＫＫＡＩＤＯ株が感染を予防するといわれています。

ウェルシュ菌……腸内で腐敗を起こし、食肉や魚介を使った調理品で食中毒を起こすことがあります。腸内環境を整え、菌の増殖を阻止することが予防につながります。

ブドウ球菌……あらゆる食品の中で増殖し、調理する人の手の傷口などを介して食中毒を起こします。善玉菌を増やし、抵抗力をつけておくことが予防になります。

ＥＴＢＦ菌（毒素産生型フラジリス菌）……大腸がんのリスクを高める悪玉菌です。10人に1人の保有が推測され、ＢＢ５３６による除菌が期待されています。

第5章

乳酸菌の気になるアレコレを解説！Q&A

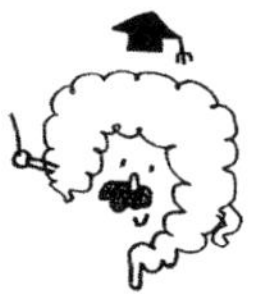

いざ乳酸菌を摂るとなると、
いろんな乳酸菌を摂って良いの？
など疑問がいっぱい。
素朴な疑問を解決して、安心してチャレンジ！

Q「生きて腸に届く乳酸菌」ってどういうこと？

A 腸内でしっかり働き、私たちの体に効果をもたらす菌のこと

第一章でプロバイオティクスのウリは、「生きて腸に届く」ことだとお話しました。この生きて腸に届く乳酸菌とは何か、もう一度おさらいしてみましょう。

生きて腸に届くとは、善玉菌である乳酸菌が腸内に達するまで生存していることです。乳酸菌は酸に弱く、胃酸や胆汁酸で死滅してしまうので、腸まで到達しないものがあります。しかし、なかには酸に負けない強い生命力をもつ乳酸菌もあり、生きて腸に届きます。

生きて腸に届いた乳酸菌は腸内で善玉菌を増やし、腸内環境を改善します。さらに乳酸菌は乳酸をつくり出す働きも持っています。乳酸は腸壁を刺激し、ぜん動運動を活発にします。それによって便秘が解消され、腸内環境の悪化が妨げられます。また、乳酸によって腸内が酸性に保たれるため、酸性が苦手な悪玉菌の増殖を抑えられます。病原性を持つ菌が入ってきても感染が阻止され、発病を避けられることもあります。言うまでもありませんが、乳酸菌は生きて腸に届かなければ乳酸をつくり出すことができず、これらの効果は受けられないのです。

死菌の菌体成分が腸内の免疫力をアップ

生きて腸に届く乳酸菌は、「生菌」といいます。一方、腸に届くまでに死滅してしまう乳酸菌は、「死菌」といいます。生菌はすばらしい働きをしますが、死菌も摂取することで得られる効果も見逃せないですよね。これは、一章でも紹介しています。

死菌は、その菌を構成している菌体成分が腸内の免疫細胞を刺激します。外から侵入してきた病原菌やウィルスを排除するために免疫力をアップさせるなど、免疫の活性化を促す効果を持っているのです。死菌も私たちの体に役立つことがあることを少し知っておきましょう。

強い生命力を持つ乳酸菌　生きて届く技術も開発されている

生菌と死菌それぞれ役割を持っていますが、腸内環境を整えるのは、やっぱり生菌の仕事です。「プロバイオティクス」の研究では、生きて腸に届く確率の高い菌が発見されています。たとえば、「LGG®乳酸菌」は胃酸や胆汁酸に負けることなく、その耐性はほかの乳酸菌よりも強いといわれます。また、体表には腸の表面に付着するために大切な〝線毛〟があることがわかっており、腸に到達するだけでなく、腸の中に長くとどまる持続性も高いという結果が報告されています。

　もちろんこれらはヨーグルトやサプリメントに配合され、販売されているので気軽に試すことができます。胃酸から守るように乳酸菌がコーティングされたヨーグルトや腸に届いてから溶けるカプセルで保護したサプリメントなども開発されています。ぜひ活用したいですね。

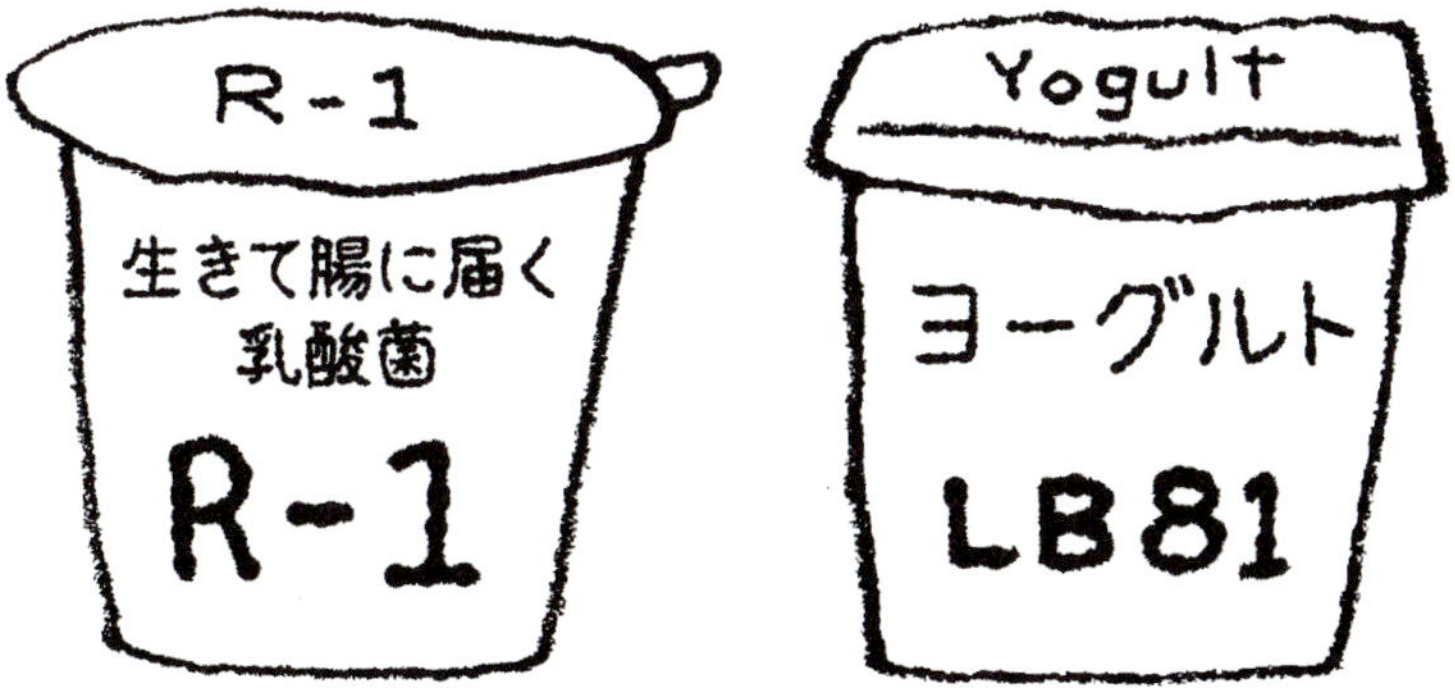

Q 乳酸菌食品を選ぶポイントはありますか？

A ヨーグルトはトクホマークがついたものが確実

日本で乳酸菌を摂取できる食品として、すぐに思い浮ぶのはヨーグルトです。乳酸菌飲料も含めると約８０００種類がスーパーやコンビニなどで販売され、どれを選んだらよいか迷ってしまうほどです。

まず、選ぶポイントとして目安となるのは、第１章でも紹介した「トクホ」の表示がある特定保健用食品です。これに指定されているヨーグルトの乳酸菌は、生きたまま腸に届くことが科学的に証明され、消費者庁によって許可されています。おなかの調子を整える食品として認められているので、これを選べば間違いありません。

ちなみに、トクホに指定されているヨーグルトは、「ヤクルトソフィール」、「明治ブルガリアヨーグルト」、「森永ビヒダスＢＢ５３６」、「ナチュレ恵」、「タカナシお腹へＧＧ！」、「協同乳業ＬＫＭ５１２」などです。

菌株それぞれの効果を見極め自分の目的に合ったものを

乳酸菌にはさまざまな種類があり、その種類を〝菌種〟といいますが、さらに菌種を構成する細菌を〝菌株〟といいます。乳酸菌やビフィズス菌の有用な機能は菌株レベルで働きが異なり、私たちの体にもたらす効果がそれぞれ異なります。

たとえば、ロングム菌ＳＰ株はダイエット、ガセリ菌ＳＰ株は血中コレステロール値の低下、ロングム菌ＢＢ５３６は花粉症軽減などの効果が知られています。自分の目的に合わせて選ぶと、満足のいく結果が得られるでしょう。

ヨーグルトのパッケージの多くには、どの菌株が使われているかが明記されています。菌株の効果については、第６章を参照してください。

消費者庁許可
特定保健用食品

乳酸菌を含む発酵食品は塩分の摂りすぎに注意

ヨーグルトや乳酸菌飲料のほかに、乳酸菌を含む食品は3章の冒頭でも紹介しました。和食に欠かすことができない味噌やしょうゆ、一般家庭の食卓によく登場する漬け物、キムチ、チーズなどの発酵食品などですね。

　これらは乳酸菌の働きによって風味が良くなり、体を元気にする効果も大きいので、たくさん食べたくなります。しかし、多くの塩を使ってつくられているため、大量に食べると塩分の摂りすぎになる可能性があるので注意が必要。まずはバランスの良い食事を心がけ、そのうえで乳酸菌を含む食品を上手に摂ることが大切です。

　また、塩分を気にする人のために減塩した製品や大量に生産された製品のなかには、実際には乳酸菌で発酵せず、化学調味料や添加物を加えてつくられたものがあります。購入する際は表示をよく確認しましょう。

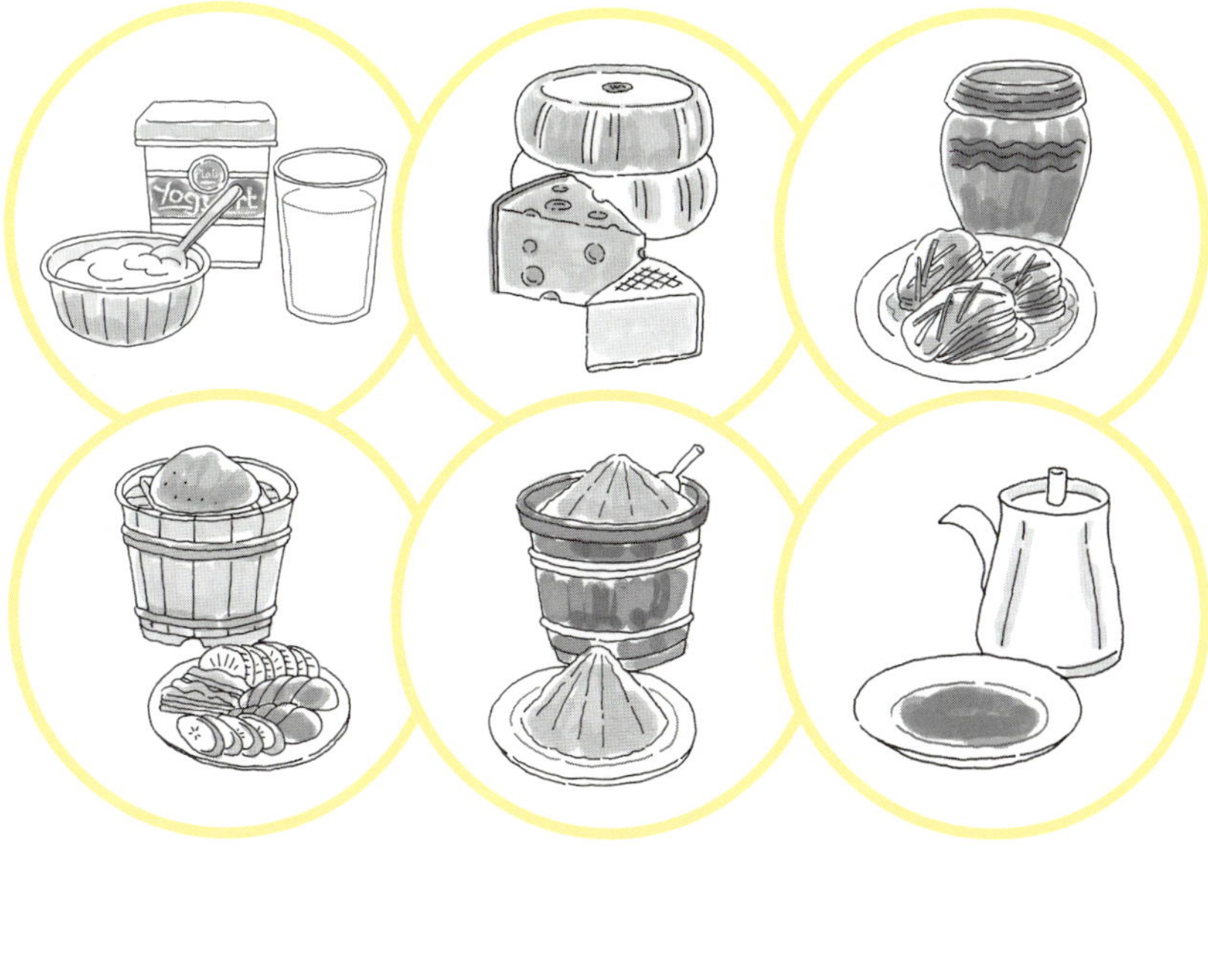

Q 乳酸菌の寿命は？

A 製品の中では賞味期限まで腸の中でもそこまで長くない

乳酸菌配合のヨーグルト製品は、厚生労働省の食品衛生法『乳等省令』において、「生きた乳酸菌を1000万個/ml以上含むこと」と決められています。たとえば、賞味期限が2週間の場合、乳酸菌は2週間生きなければ食品として販売することはできません。つまり、そのヨーグルト製品の乳酸菌の寿命は2週間と考えられます。

ところが、その乳酸菌も腸内に取り込まれても、その寿命はそれほど長くありません。しかも、私たちの食生活やストレス、老化によって、乳酸菌の寿命は変化します。乳酸菌の力で腸内環境を継続的に整えるには、やはり、乳酸菌をこまめに摂取し続ける必要があるとわかります。

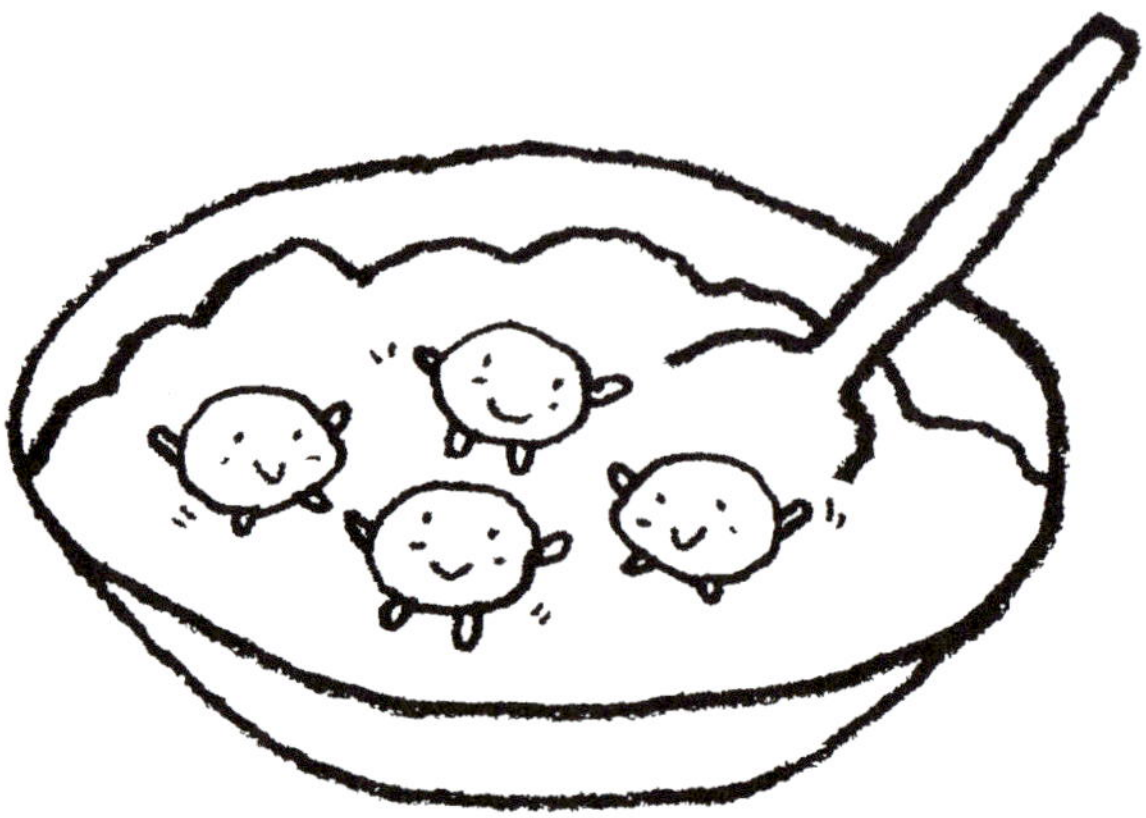

Q 乳酸菌って摂取しすぎたらダメなの？

A 大量に摂るよりも毎日摂るほうが大切

腸内の善玉菌と悪玉菌のバランスを良い状態に保ってくれる乳酸菌。たくさん摂取すればするほど、体に良いのではと、期待する人もいると思います。けれど一方では、〝薬も過ぎれば毒となる〟といわれるように、摂取しすぎたら体に悪いのではないかと、不安に感じる人もいるかもしれません。

乳酸菌は副作用がまったくないため、たくさん摂取しても体に害はありません。ただ、乳酸菌は腸内で定着することがほとんどなく、体の外に排出されてしまいます。体が受け入れられる以上の量を摂取しても、ムダになってしまうので、適量を摂るのが一番良いでしょう。

それから、乳酸菌を食品から摂る場合、１日に必要な摂取量は約３００グラムといわれています。善玉菌は悪玉菌にくらべると弱いので、善玉菌がいつも優勢に立つためには、毎日乳酸菌を摂取し続けることが大切です。つまり、乳酸菌は大量に摂るよりも、毎日摂ることのほうが大切なのです。

ヨーグルトや乳酸菌飲料は肥満や虫歯の原因になる可能性あり

ヨーグルトや乳酸菌飲料から乳酸菌を摂取する場合、気をつけたいことがあります。ヨーグルトや乳酸菌飲料の中にはフルーツや砂糖類が加えられているものがあり、毎日大量に摂りすぎていると糖分だけでなく、カロリーやコレステロールの過剰摂取につながり、肥満や虫歯の原因になる可能性があります。

好みや食べやすさもありますが、肥満や虫歯が気になる人は、フルーツや砂糖類が加えられたヨーグルトや乳酸菌飲料ではなく、糖分や脂肪分が抑えられたプレーンタイプのものを選んだほうが良いでしょう。

Q 複数の乳酸菌を摂取するのは大丈夫？

A いろいろな種類を幅広く取り入れるのがおすすめ

乳酸菌の種類は多種多様にあり、現在発見されているものだけでも４００種類、まだ発見されていないものも含めると、その数ははかりきれません。

　また、乳酸菌は種類によって、得意としている働きがあります。さまざまな乳酸菌を同時に複数摂取すると、乳酸菌同士が互いの働きに反発しあい、それらの効果が半減してしまうのではないか、私たちの体にとって問題は起こらないかと考えることもあるでしょう。

　しかし、乳酸菌はもともと、互いに干渉しあうことなく、共存しているものです。いろいろな種類の乳酸菌を同時に摂取しても、マイナスになることはありません。むしろ、乳酸菌同士が相乗的に働くこともあるため、複数の乳酸菌を摂ったほうが効果がよりアップするともいわれています。

　また、ヨーグルトや乳酸菌飲料のほかにも、日ごろから、チーズ、味噌、しょうゆ、漬け物などの乳酸菌が多く含まれる食品を意識して食べることもおすすめします。いろいろな種類の乳酸菌を幅広く取り入れましょう。

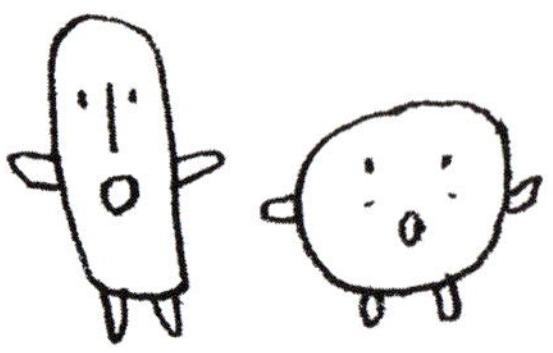

Q　乳酸菌はサプリメントで摂取してもOK？

A　乳製品が苦手な人にはサプリメントでの摂取がおすすめ

乳酸菌は研究が進むにつれ、新しい菌が見つかったり、今まで知られていなかった働きがわかったり、菌株の効果が特定されてきています。そして、サプリメントの数も、それに合わせて５００種類以上にのぼっています。

乳酸菌を効果的に摂取するには、食品から摂るのが理想的ですが、ヨーグルトや乳酸菌飲料の味や食感が苦手という人には、乳酸菌がカプセル状、錠剤状、顆粒状、粉末状などに加工されたサプリメントがおすすめです。

また、食品だけでは乳酸菌を何種類も摂取するのはむずかしいものですが、サプリメントならさまざまな種類の乳酸菌を摂取することが可能です。さらに、自分の目的に合わせて効率的に活用することもでき、効果を大きく実感できるでしょう。忙しい人も手軽に摂取できるため、毎日の習慣として続けることができます。

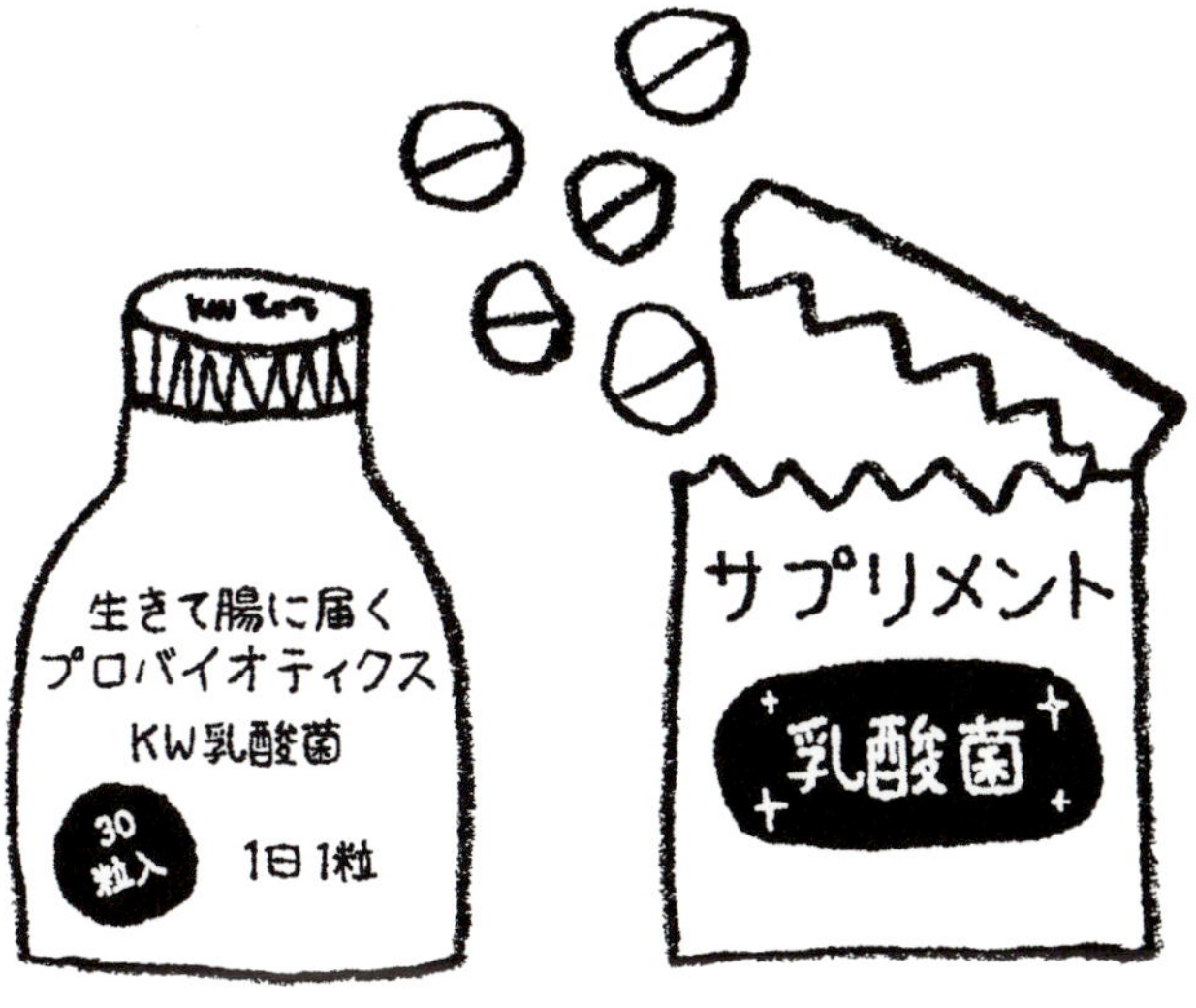

Q 乳酸菌が体に効いていることがわかるシグナルはありますか？

A 乳酸菌の効果は個人差あり 自分の体調をよく観察すること

私たちの腸内環境は食生活や体質などによって、ひとりひとり異なります。そのため、私たちと乳酸菌には相性があり、だれでも同じような効果が感じられるわけではありません。要するに、自分の腸内環境と相性が合う乳酸菌でないと、それらの効果は十分に得られないのです。

　では、どの乳酸菌が自分と相性が良く、効果が期待できるのでしょう。それを知るには、毎日同じ乳酸菌が入ったヨーグルトを100〜300グラム食べてください。そして、もし、便通や便の状態が良くなったら、その乳酸菌が自分に効いていることがわかるシグナルです。

　このときに注意をしたいのは、乳酸菌の効果は2〜3日では現れないので、毎日同じヨーグルトを2〜3週間摂り続けることです。2〜3週間続けてもあまり変化が見られないようであれば、別の乳酸菌・菌株で作られたヨーグルトを試してみましょう。これを繰り返すことによって、きっと自分の腸内環境に合った乳酸菌が見つかるはずです。理想を目指して、気長に試してみましょう。

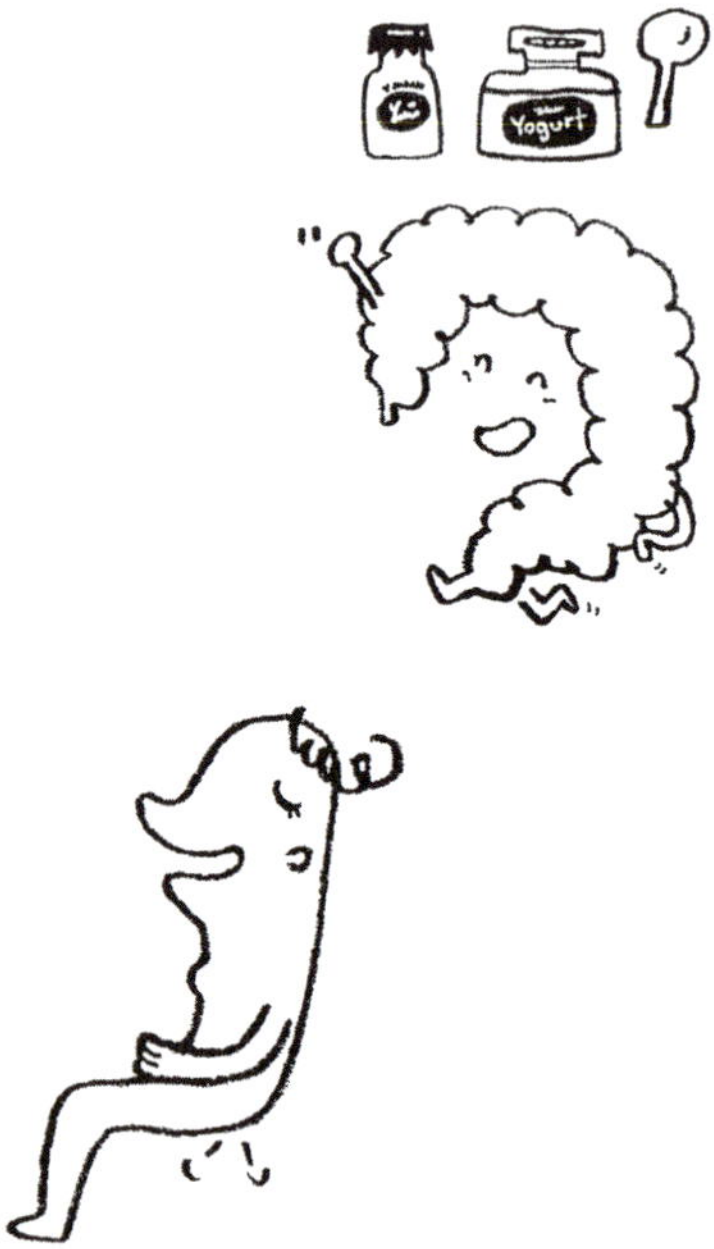

Q 乳酸菌は食中毒も予防するの？

A 腸内で抵抗力をつけておくと食中毒を予防できる

食中毒は飲食店でよく起こるものと思いがちですが、家庭でも発生します。原因は腸管出血性大腸菌O－157などの病原菌やノロウイルスなどのウイルスによる感染です。菌やウイルスは目に見えないので、食品は衛生的に扱う、手指や調理器具はよく洗う、十分加熱するなどとポイントをおさえて、予防することが大切です。

しかし、いくら気をつけても、菌やウイルスを食品や調理器具などから完全に取り除くことは不可能です。それなら、たとえ感染しても、発病しないように抵抗力をつけることで、食中毒を予防しましょう。

食中毒は、同じものを食べて菌やウイルスに感染しても、発病しない人・する人、発病しても症状が軽い人・重い人がいます。この違いは何かというと、ひとりひとりの腸内環境に抵抗力があるかないか、その差なのです。

善玉菌による酸性の環境が大腸菌の増殖を防ぐ

私たちの腸内は、善玉菌である乳酸菌やビフィズス菌が元気よく活動していれば、弱酸性に保たれています。そこに、O－157のような感染力が強い悪玉菌が入っても、O－157は酸性の腸内環境が苦手なため、増殖しにくいのです。そして、その結果、感染が阻止されたり、発病しても症状が軽く済んだりします。

乳酸菌のなかには、O－157を死滅させるものもあります。『ヤクルト』などに入っている「ラクトバチルス・カゼイ・シロタ株」で、シロタ株がつくり出す乳酸がO－157の増殖を防ぐことが確認されました。また、『にんじんネクタル』（にんじん家族）に含まれている「ラクトバチルス・プランタラム・HOKKAIDO株」は、腸内に定住させておくと、O－157などの菌が腸管に付着するのを抑え、食中毒の予防になることが示唆されています。

Q 乳酸菌で口臭を防げるって本当？

A 口臭の原因となるジンジバリス菌を退治

口の中には約500種類、60億個以上の細菌が住みついているといわれます。腸の中にいる善玉菌と悪玉菌は、この本ではもうすっかりおなじみの存在ですが、実は口の中にも腸と同じように、善玉菌と悪玉菌が存在するのです。

口の中にいる悪玉菌の代表格は歯周病を引き起こすジンジバリス菌です。この菌は歯と歯ぐきの隙間に付着した食べカスを栄養源として繁殖し、歯ぐきを囲む歯肉などの組織を侵して炎症を引き起こします。これがさらに進むと、歯ぐきの隙間に深い溝を作り、歯を支えている骨まで溶かしてしまいます。ジンジバリス菌はその歯がぐらぐらになった隙間に入り込んで増殖し、強い腐敗臭を放ちます。これが強い口臭のもとになるのです。

歯周病は日本人の7割がかかっているといわれますが、その原因のジンジバリス菌を退治する乳酸菌がいるのです。

乳酸菌の力で口臭の60％以上が消えた

歯周病は毎日のていねいな歯磨きで予防できます。しかし、一度ジンジバリス菌が歯と歯ぐきの間に入り込んでしまったら、手が届きません。そこで、口内の善玉菌を増やし、悪玉菌をやっつける乳酸菌の登場です。

それは、健康な人の口内から発見された「ラクトバチルス・サリバリウス・TI2711株」。ジンジバリス菌よりも早いスピードで増殖し、乳酸を生みだす乳酸菌です。実験でジンジバリス菌を混ぜて培養したところ、TI2711株がつくり出す乳酸によって、ジンジバリス菌が死滅したという報告があります。また、口臭測定で口臭ありと診断された人にTI2711株を8週間服用してもらった実験では、約66％の口臭が消えました。このTI2711株は、サプリメントなどで摂取できます。

Q　便秘の定義ってなんですか？

A　健康な人は1日1回　便秘症の人は2〜3日に1回

「毎日排便がなくても気にならない」「週に2〜3回はあるし、私は便秘じゃないよね？」などと思っている人はいませんか。もしかすると、そのような人は自分の腸内環境に対して無頓着なのかもしれません。

昨今、女性の2人にひとりは便秘症だといわれます。便秘は放っておくと体調不良や肌あれのもとになり、さらには深刻な病気を招く可能性もあります。そこで、どういう状態を便秘というのか、おさらいしておきましょう。

実は、排便の習慣は個人差が大きく、便秘とひとくちにいっても、その定義ははっきりと決まっていません。一般には、健康な人は排便が通常1日1回あり、便秘症の人は2〜3日に1回程度になるといわれています。

しかし、毎日排便がなくてもすっきりと出て、おなかが張っている、痛い、食欲がない、だるいなどの症状がなければ、便秘とはいえません。逆に、毎日排便があってもすっきりと出ず、おなかが張っている、便が硬い、少ない、出にくいなどの症状があれば、便秘といえます。

ガス、肌あれ、イライラ　さまざまな不快症状が発生

便秘になると、さまざまな不快症状がともないます。よくあるのは、腸内で悪玉菌が腐敗を起こしているため、ガスが発生しやすくなっているにもかかわらず、便秘で出口がふさがれ、ガスがたまるという症状です。また、肌あれ、イライラ、不眠、口臭、出血、痔、頭痛、肩こり、吐き気などの症状を訴える人もいます。自分にあてはまる症状はないかチェックしてみてください。

便秘は繰り返すことによって、大腸がん、大腸ポリープ、高血圧、アレルギー性疾患などの病気を引き起こす可能性があります。このような重大な病気につながる前に腸内環境を整えて、便秘を改善したいものですね。

Q 善玉菌を増やすには食物繊維を摂ればいいの？

A 食物繊維を摂ることで善玉菌が増える環境がつくられる

食生活の変化から、野菜より肉の摂取量が増えた日本人。肉類のたんぱく質は悪玉菌の栄養源となり、腸内に悪玉菌が増殖している人も多いでしょう。

一方、野菜類の食物繊維は善玉菌の栄養源となり、善玉菌が増殖します。悪玉菌がつくる有害物質を吸収し、便とともに体の外へ排出する働きをもっているので、食物繊維をたっぷり摂取して便をたくさん出せば、悪玉菌もそれだけいっぱい出せるというわけです。

また、善玉菌は食物繊維を発酵させて、エネルギーを得ています。このとき、腸内は弱酸性に保たれるので、酸性の環境が苦手な悪玉菌は繁殖しにくくなります。

さまざまな食物繊維の働きにより、腸内には善玉菌がすみやすい環境がつくられます。善玉菌を増やすには食物繊維を十分に用いた食事を摂ることがおすすめです。

昔ながらの日本の食材には食物繊維を含む食品が多い

食物繊維というとレタス、キャベツ、キュウリ、トマトなどの生野菜のサラダを思い浮かべる人もいると思います。しかし、食物繊維をもっと豊富に含んでいるのは根菜類、いも類、豆類、きのこ類、海藻類、そして切り干し大根や干ししいたけなどの乾物です。ここに食物繊維を含む食品の一例を紹介します。毎日の食事に取り入れてみてください。伝統的な日本食の食材が多いですね。

■食物繊維を含む食品の一例

〔根菜類〕大根、にんじん、ごぼう、かぼちゃ、れんこん
〔いも類〕さつまいも、里いも、じゃがいも、山いも
〔豆類〕いんげん豆、そら豆、大豆、おから、きなこ
〔きのこ類〕しいたけ、まいたけ、えのき、ぶなしめじ
〔海藻類〕ひじき、昆布、わかめ、めかぶ、もずく
〔乾物〕干ししいたけ、きくらげ、切り干し大根

Q 善玉菌ってストレスでも減るの？

A 腸内細菌のバランスはストレスの影響も受ける

みなさんは旅行などで慣れない場所に行ったとき、便秘になることはありませんか。あるいは、通勤電車の中や会議などで、急にトイレに行きたくなることはないでしょうか。私たちは日常生活のなかで不安や緊張を抱えると、おなかの調子が悪くなることがあります。

自律神経と排便のメカニズムについては、まだわからない部分がありますが、人がストレスにさらされると腸内細菌のバランスが崩れ、悪玉菌が増えることがさまざまな調査報告からわかってきました。

ストレスによって腸内環境が悪化した理由に、便を肛門へ押し出すぜん動運動が鈍くなったことが考えられます。ぜん動運動は交感神経と副交感神経の連携によって起こりますが、ストレスがかかったことで連携がうまくいかなくなり、便を押し出せずに便秘になったのです。

便秘になると、腸内では悪玉菌が増殖し、善玉菌が減少します。本来、善玉菌が乳酸や酢酸をつくり出し、その酸が腸壁を刺激することでぜん動運動が活発になりますが、善玉菌がこのように劣勢だとぜん動運動は弱まる一方で便は出ず、悪玉菌がはびこってしまいます。

ストレスを解消して善玉菌を増やす

便秘で悩んでいる人は、その理由のひとつとして、ストレスによる腸内環境の悪化も考えられることを覚えておきましょう。そして、ストレスを解消するため、自分に合ったリラックス法を見つけ、生活習慣を見直しましょう。規則正しい食生活と睡眠、適度な運動は、腸内環境を整え、善玉菌を増やすことにもつながります。

また、ガセリ菌SP株とビフィズス菌SP株を含むヨーグルトがストレスを軽減する効果があるという研究結果が報告されています。乳酸菌はストレスにも強いのです。

COLUMN 5

糖尿病を乳酸菌パワーで抑制する

腸内細菌バランスの乱れをしっかりとコントロール

厚生労働省の「平成24年国民健康・栄養調査」によると、全国で糖尿病が強く疑われている人の人口推定は、10年前の平成14年よりも210万人も増加しています。

糖尿病はインスリンというホルモンが細胞に作用しなくなり、体を動かすエネルギー源となるブドウ糖が細胞に取り込まれなくなる生活習慣病の一つです。

主な原因は食べすぎや運動不足といわれ、日頃から3食規則正しくバランスのとれた食事や適度な運動を心がけると、予防できるといわれています。

最近、糖尿病患者の腸内細菌は悪玉菌が強く、善玉菌の量が少ない傾向があるという報告がされました。腸内細菌のバランスが乱れていると、ブドウ糖がうまく取り込まれないことからも、糖尿病と腸内細菌の状態に密接な関わりがあることがわかってきました。

そこで、糖尿病の予防や改善のため、善玉菌となる乳酸菌・ビフィズス菌を摂り、腸内細菌を上手にコントロールしましょう。乳酸菌をヨーグルトで摂取する場合は、ヨーグルト製品の中に糖分が多く含まれているものもあるので、プレーンタイプがおすすめです。

糖尿病が強く疑われる人・糖尿病の可能性を否定できない人

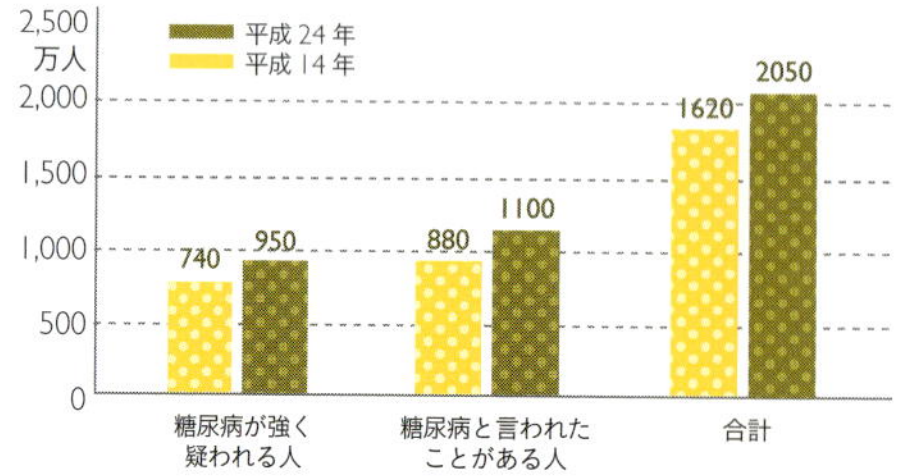

世代・性別による糖尿病が強く疑われる人・糖尿病の可能性を否定できない人

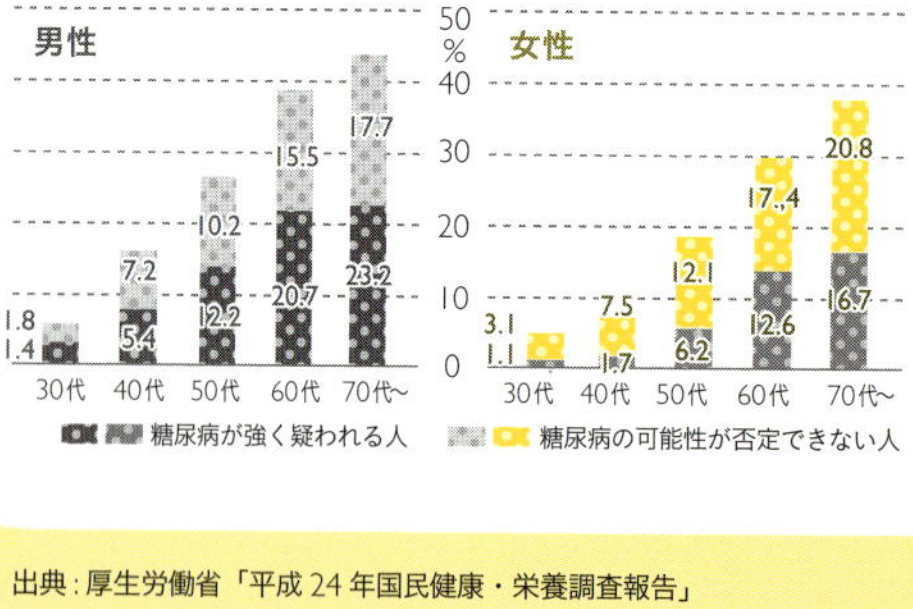

出典：厚生労働省「平成24年国民健康・栄養調査報告」

第6章

乳酸菌・ビフィズス菌の種類と効能

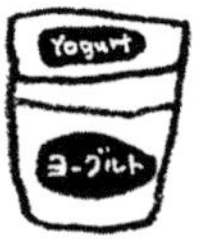

ここでは、乳酸菌・ビフィズス菌の
種類や効果を一挙に紹介！
乳酸菌別効果早見表も参考にして、
自分に合う乳酸菌を見つけましょう。

気になる乳酸菌をピックアップ！

乳酸菌解説辞典

常日頃摂取していることが多い乳酸菌を厳選して紹介。
目的に合わせて、摂取することが健康への近道です

ガセリ菌SP株

ラクトバチルス属

《効果》**便秘予防と解消・A型インフルエンザウィルスに対する感染予防**
ダイエット・コレステロール値低下など

日本人由来なので相性◎ おなかまで生きたまま到達

ガセリ菌ＳＰ株は雪印メグミルクが発見した乳酸菌です。もともと日本人の腸内に住んでいる菌で、おもに小腸に存在します。内臓脂肪を低減させる働きがあり、ダイエット効果が期待できます。また、血中コレステロール値が高い人が摂取すると低下作用があるといわれています。

A型インフルエンザ感染予防やストレス軽減の効果を確認

ガセリ菌ＳＰ株と128ページで紹介するビフィズスＳＰ株でトクホを取得。２つの菌を含むヨーグルトを摂取する試験により、免疫細胞の活性化とストレス軽減効果が示されています。また、ガセリ菌ＳＰ株はA型インフルエンザウィルスに対する感染予防効果が確認されています。

サーモフィラス菌

ストレプトコッカス属

《効果》**便秘予防と解消・肌荒れ改善**など

本場のヨーグルトづくりで伝統的に使われてきた乳酸菌

サーモフィラス菌は球状の形で、ヨーグルトの本場ブルガリアでブルガリア菌と組み合わせて、ヨーグルトづくりに使われてきた菌です。腸内では善玉菌と悪玉菌のバランスを整え、便秘の予防と解消をします。また、乾燥肌を改善し、皮膚の弾力性をアップさせる効果もあります。

ヨーグルトのスターターとなりなめらかな食感を生みだす

サーモフィラス菌とブルガリア菌はともにスターターと呼ばれるヨーグルトの種となる菌です。この2つは同時に用いることで乳酸をたくさん生成し、短時間でおいしいヨーグルトをつくります。おもにブルガリア菌は風味、サーモフィラス菌は食感をよくする役割をもっています。

乳酸菌シロタ株

ラクトバチルス属

《効果》**便秘予防と解消・免疫力向上**
風邪、インフルエンザ感染予防など

免疫力アップ効果でインフルエンザの予防が期待

乳酸菌シロタ株は胃液や胆汁などの消化液に強く、生きたまま腸に到達する菌です。摂取すると善玉菌を増やし、悪玉菌を減らして、腸内環境を整えます。免疫力をアップする効果が期待され、風邪やインフルエンザなどにかかりにくくなるという研究成果があります。

ヤクルトの創始者代田博士が発見した菌

乳酸菌シロタ株はヤクルトの創始者で医学博士の代田稔氏が発見しました。医療が行き届かなかった時代に病気を予防することはできないかと研究を重ねた結果、博士は乳酸菌シロタ株の強化・培養にも成功。長い歳月を費やし、乳酸菌飲料「ヤクルト」を誕生させました。

ビフィズス菌SP株

ビフィドバクテリウム属

《効果》**便秘予防と解消・免疫力向上・食中毒予防**
ダイエット・コレステロール値低下など

日本人のおなかに存在するビフィズス菌の中から選出

ビフィズス菌ＳＰ株は、人の腸内に存在するロングム菌の中から、雪印メグミルクが選んだ菌です。腸まで生きたまま到達し、おもに大腸にとどまります。整腸作用を発揮するのはもちろん、免疫力を高め、病原性大腸菌Ｏ－１５７の感染リスクを低減する効果も認められています。

食細胞やキラーＴ細胞などの免疫機能を活性化

一般的にビフィズス菌は腸内の免疫システムを刺激し、免疫力を高める働きを持っていることが知られています。とくにビフィズス菌ＳＰ株には、がん細胞を捕らえて分解する食細胞やキラーＴ細胞と呼ばれる病原体を排除しようとする細胞を活性化する効果があるといわれています。

ビフィズス菌ビフィックス

ビフィドバクテリウム属

《効果》**便秘予防と解消**など

生きて腸まで届き整腸作用に効果あり

ビフィックスはグリコ乳業中央研究所が人のおなかから見つけだしたビフィズス菌です。胃酸に負けない強い菌で、生きたまま腸に届き、さらにおなかで増殖します。毎日摂取し続けることによって、ビフィズス菌が占める割合が大幅に増え、便秘の予防と解消につながります。

おなかの中で増えるビフィックス

おなかの中のビフィズス菌は日々数が変化し、偏食、ストレス、加齢などの原因によって減ってしまいます。しかし、摂取したビフィックスの数がおなかの中でどうなるかを調べたところ、増加していました。ビフィックスはビフィズス菌を増やすために有効なことがわかりました。

エンテロコッカス属

フェカリス菌

《効果》**便秘予防と解消・免疫力向上・花粉症軽減**など

超微粒子の菌のため一度にたくさんの菌の摂取が可能

フェカリス菌は球状で、大きさは1/2000ミリメートルと小さな乳酸菌です。そのため、一度にたくさんの菌を摂取でき、腸内の免疫機能がより刺激されます。そして、免疫細胞が活性化されると花粉症などのアレルギー症状が緩和され、その効果は数日間続くといわれます。

フェカリス菌は殺菌されても健康効果を発揮する

乳酸菌は生きたまま腸に届くことが重要です。しかし、加熱殺菌されたフェカリス菌の死菌は、菌体そのものが有効成分として働き、免疫細胞も活性化するので、健康効果を発揮します。さらに、死菌は加工や品質保持がしやすいため、手軽にたくさん摂取できるので便利です。

ラクトバチルス属

ブルガリア菌

《効果》**便秘予防と解消・免疫力向上**

誰もが聞いたことがある！ヨーグルトの乳酸菌といえば……

ブルガリア菌とは細長い棒状の形状で、食品ではヨーグルトなどの乳酸菌飲料に含まれています。ビフィズス菌などと違い、腸内に住み着くことができず、通過時に整腸効果などの効果をもたらします。また、腸内環境を整える役割もあるので、免疫力の向上にも期待ができます。

古来ヨーグルト作りに使われてきた共存する2つの乳酸菌

ヨーグルトを作るには、スターターと呼ばれる、ヨーグルトの種となる菌が必要です。その菌がブルガリア菌と127ページで紹介したサーモフィラス菌です。2つの菌は互いに共存するほど相性が良いため、乳酸をたくさん生成し、ヨーグルト独特の酸味と風味を出してくれます。

ラクトバチルス属

ブレービス菌ラブレ

《効果》**便秘予防と解消・免疫力向上**
過敏性腸症候群（IBS）の症状改善など

腸内で長く生き残り ＮＫ細胞を活性化する

ブレービス菌ラブレは腸内で生き抜く力が強く、植物由来の乳酸菌の中でもトップクラスといわれています。腸に到達したラブレ菌は腸内の免疫機能に作用し、インターフェロンを作ります。そして、ウイルスから体を守るＮＫ細胞を活性化し、免疫力を高めます。

日本の伝統「漬け物」から 発見された新しい乳酸菌

ブレービス菌ラブレは京都生まれの岸田綱太郎博士が発見したものです。発見された食べ物は、京都の名産である「すぐき漬」という酸味のある漬け物からでした。すぐきという京野菜と塩のみの無添加で作られており、独特の深みのある酸味は乳酸菌発酵によって出ています。

ビフィドバクテリウム属

ビフィズス菌BE80

《効果》**便秘予防と解消**など

腸まで生きたまま届く 高生存のビフィズス菌

ＢＥ80菌はダノンが開発したビフィズス菌。胃酸や胆汁酸に負けない生命力をもち、生きたまま腸まで数多く到達します。ビフィズス菌は体内での生存率が低いといわれますが、ＢＥ80菌は摂取後約10日間生きているとされます。製品内でも工場出荷時から菌量が減りません。

腸を通過する時間が短くなり 便秘が解消される

健康な人が食物を摂取したとき、口から肛門まで通過するのに要する時間は72時間未満です。これより長くかかるような場合は便秘だといえます。ＢＥ80菌を摂取すると、腸を通過する時間が短縮するため、便秘が解消されます。また、腸内のビフィズス菌を増やす効果もあります。

ビフィドバクテリウム属

ロングム菌BB536

《効果》**便秘予防と解消・下痢の予防・大腸がん予防**
花粉症軽減・潰瘍性大腸炎緩和など

生菌率が高い菌で腸内の悪玉菌を追い出す

BB536は人の腸管に棲息している種類のロングム菌です。日本をはじめ、30カ国以上でヨーグルトや乳児用食品などに利用されています。酸や酸素に強いため、製品の中での生菌率が高い菌です。生きたまま大腸に到達し、善玉菌を増やし、悪玉菌を追い出します。

数多くの機能を報告　少量摂取でも整腸作用あり

BB536は便秘予防と解消、花粉症の軽減、大腸がんの予防、潰瘍性大腸炎の緩和など、数多くの機能が研究報告されています。また、整腸作用の実験ではBB536を含むヨーグルトを毎日30g摂取するだけで便秘や下痢の改善が見られ、少量でも効果があることがわかりました。

ラクトコッカス属

クレモリス菌FC株

《効果》**便秘予防と解消・免疫力向上・風邪、インフルエンザ感染予防**
アトピー性皮膚炎予防・肌荒れ改善など

長寿が多いコーカサス地方から日本に渡来した乳酸菌

クレモリス菌FC株は世界有数の長寿地域といわれるヨーロッパ東部コーカサス地方のヨーグルトに含有。そのヨーグルトを長寿食文化の専門家である家森幸男博士が栄養分析のために日本に持ち帰り、フジッコが分離・純粋培養。「カスピ海ヨーグルト」の種菌として日本に広めました。

粘り成分EPSにさまざまな健康効果あり

ヨーグルトの発酵中に「粘り成分EPS」を多量につくりだすクレモリス菌FC株。EPSは消化液に分解されずに、生きて大腸まで届き、整腸、免疫細胞の活性化、アトピー性皮膚炎の症状緩和、風邪やインフルエンザの症状軽減など、さまざまな健康効果が確認されています。

ラクトバチルス属

アシドフィルス菌L－55株

《効果》**便秘予防と解消・免疫力向上・インフルエンザ感染予防**
アトピー性皮膚炎予防・花粉症軽減など

消化液に対する耐性が強く腸内に生きたまま長くとどまる

アシドフィルス菌L－55株はオハヨー乳業が乳幼児の腸内から発見した菌です。胃酸などの消化液に対する耐性が強く、腸に生きたまま到達し、長くとどまり、腸内で増殖することが期待できます。抗アレルギー作用があり、花粉症やアトピー性皮膚炎の緩和に効果が期待されます。

免疫細胞を増やしウイルス感染を予防

アシドフィルス菌L－55株には体の中の免疫調節物質の量を調整したり、免疫細胞を増やすことで、インフルエンザウイルスなどのウイルス感染を予防する効果があることを動物実験で突き止めています。また、インフルエンザなどのウイルス感染の症状を軽減することも期待できます。

ラクトバチルス属

ガゼリ菌LG21

《効果》**便秘予防と解消・胃がん予防**など

ガセリ菌のひとつで乳酸をたくさんつくりだす

ガセリ菌LG21は明治が保有する２５００種類以上の乳酸菌の中から選び抜かれた菌です。正式名称はラクトバチルス・ガセリ・ＯＬＬ２７１６株で、ガセリ菌の仲間です。乳酸菌のなかでもとくに乳酸をたくさんつくりだし、胃がんの原因となるピロリ菌を減らす効果があります。

胃がん原因のピロリ菌をLG21がつくる乳酸で抑制

日本人の死因の上位は胃がんです。ピロリ菌感染者が多いことが理由で、国内でその数は６０００万人。ピロリ菌は抗生剤で除菌できます。しかし、乳酸に弱い性質を持っているので、乳酸を大量につくりだすガセリ菌LG21を摂取すれば、ピロリ菌を殺菌し、胃がんを予防できます。

ラムノーザス菌LGG®

ラクトバチルス属

《効果》便秘予防と解消・アトピー性皮膚炎予防
花粉症軽減・体脂肪低下など

抗アレルギー作用によって アトピー性皮膚炎を予防

ラムノーザス菌LGG®は腸に生きたまま届き、長くとどまる持続性の高い菌です。抗アレルギー作用があり、妊婦が摂取することで、生まれてくる子どものアトピー性皮膚炎の発症を予防したり、花粉症の症状を軽減したりします。抗肥満作用もあり、体脂肪の低下にも期待できます。

世界中の研究者に注目され、 活躍しているグローバルな菌

ラムノーザス菌LGG®は多くの研究成果が報告され、世界で最も研究されている乳酸菌。アメリカで発見され、その後、最先端の予防医療が行なわれているフィンランドの乳業メーカーが研究と開発を進めました。現在は世界50カ国以上でこの菌を利用した商品がつくられています。

ビフィズス菌ラクティスLKM512

ビフィドバクテリウム属

《効果》便秘予防と解消・アトピー性皮膚炎予防など

生きたまま腸まで届き、 さらに腸内で増加

LKM512はメイトーをブランド名とする協同乳業が独自に研究しているビフィズス菌。胃酸で損傷することなく生きて腸に到達し、さらに腸内にとどまって増加します。摂取によって排便回数が増えて便秘が改善される、アトピー性皮膚炎のかゆみが和らぐなどの効果があります。

おなかの中を元気にする 善玉物質のポリアミンを生成

悪玉菌が増殖すると、毒素や発がん物質が生じ、いろいろな病気を招きます。LKM512は腸内で善玉物質のポリアミンが増える環境をつくり、細胞の再生能力を活発にします。腸の老化をおさえて病気の予防に役立つこの菌は、研究では健康長寿につながることもわかりました。

お気に入りを見つけよう

乳酸菌・ビフィズス菌を保有している商品

ナチュレ恵 megumi

ガセリ菌SP株
ビフィズス菌SP株

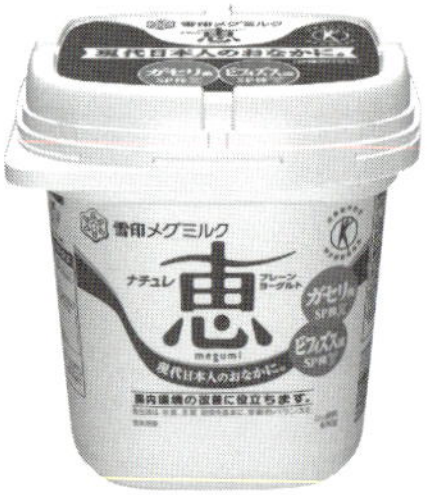

〈メーカー〉雪印メグミルク
〈金　額〉400g　230円（税別）

日本人の好みとおなかにぴったりのヨーグルト

ガセリ菌SP株とビフィズス菌SP株が入った特定保健用食品。酸味が少なく、マイルドで食べやすいプレーンヨーグルトです。ガセリ菌SP株をより摂取できる商品、フルーツ入り、糖質0タイプなど、種類も豊富です。

明治ブルガリアヨーグルト LB81 プレーン

ブルガリア菌
サーモフィラス菌

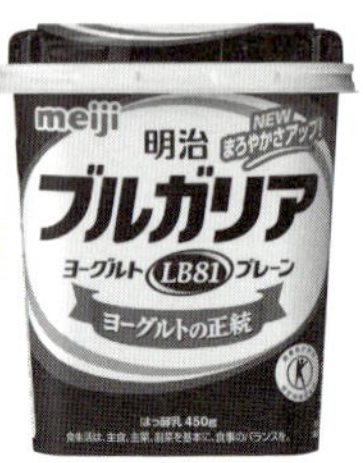

〈メーカー〉明治
〈金　額〉450g
希望小売価格250円（税別）

1970年代に誕生した正統ヨーグルト

ブルガリア菌とサーモフィラス菌が使用された特定保健用食品。商品名の「LB81」は2つの菌の組み合わせを「LB81乳酸菌」と呼ぶことに由来します。まろやかな風味となめらかな食感が特長。ドリンクタイプもあります。

ソフール プレーン

乳酸菌
シロタ株

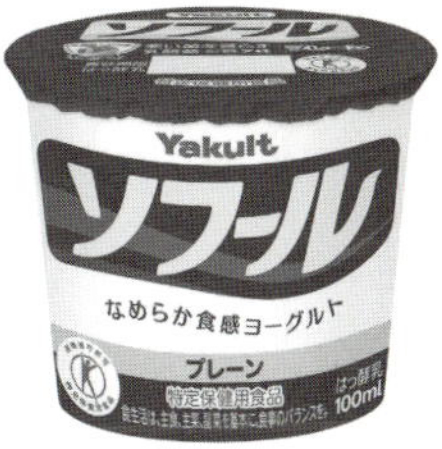

〈メーカー〉ヤクルト本社
〈金　額〉100ml　90円（税別）
※地域によって異なる

**乳酸菌シロタ株が入った
ロングセラー商品**

ソフールは1975年発売のロングセラー商品。ハードタイプのヨーグルトで、なめらかな食感とまろやかな風味が特長です。乳酸菌シロタ株が1個あたり10億個以上含まれ、腸に生きたまま到達して腸内環境を改善します。

ナチュレ恵 megumi 脂肪0（ゼロ）

ガセリ菌SP株
ビフィズス菌SP株

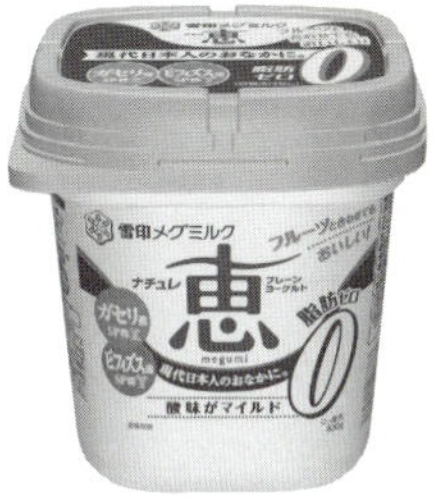

〈メーカー〉雪印メグミルク
〈金　額〉400g　230円（税別）

**小腸と大腸にとどまる
2種類の乳酸菌を使用**

日本人の体に合わせたビフィズス菌SP株とガセリ菌SP株の2種類の乳酸菌が、おなかをやさしくケア。脂肪分が気になるダイエット中の人にもおすすめの脂肪0タイプで、ヨーグルト本来のマイルドな酸味はそのままです。

朝食 BifiX ヨーグルト 400g

ビフィズス菌
ビフィックス

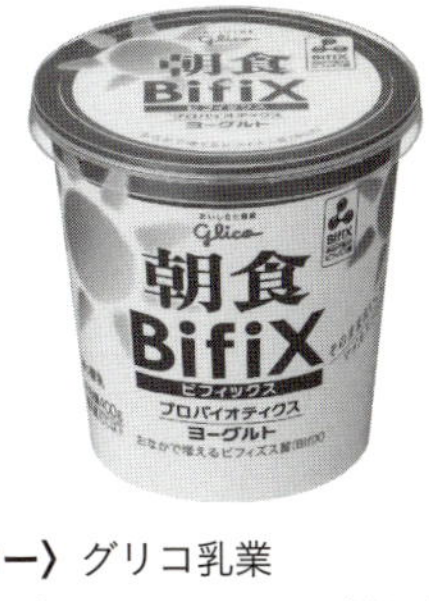

〈メーカー〉グリコ乳業
〈金　額〉400g　183円（税別）

**すっきりとした甘さと
固めの食感で食べやすい**

ビフィズス菌ビフィックスが配合されたプレーンタイプのヨーグルト。寒天を使用しているので食感は固めで、口の中ではなめらか。すっきりとした甘さで毎日食べられます。一人用の食べきりサイズもあります。

朝のYooフェカリス菌ヨーグルト

フェカリス菌

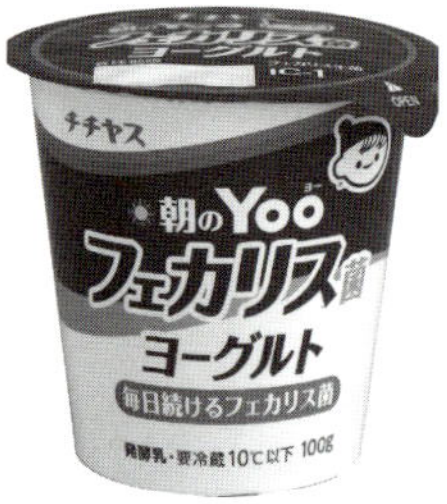

〈メーカー〉チチヤス
〈金　額〉100g　120円（税別）

2種類のフェカリス菌が
毎日おなかを快調に

チチヤスと伊藤園が共同開発したヨーグルト。まろやかな味が特長で、IC-1とFK-23の2種類のフェカリス菌が腸の調子を整え、働きを活発にします。毎日続けやすい1個70gの3個パックもあります。

植物性乳酸菌 ラブレプレーン

ブレービス菌ラブレ

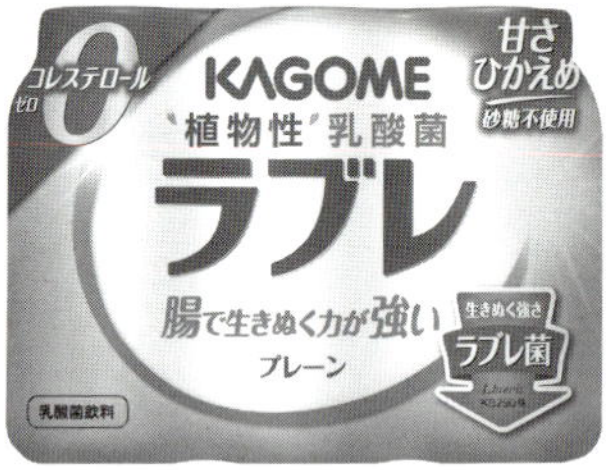

〈メーカー〉カゴメ
〈金　額〉80ml×3本　オープン価格

砂糖を使わず植物素材を
活用したすっきり味

ブレービス菌ラブレを配合した乳酸菌飲料。砂糖は使わず、野菜や果実などを素材として、その甘みを活用。すっきりとした味が特長です。低カロリータイプ、コラーゲンや1日分の鉄分を摂れるタイプもあります。

Newヤクルト

乳酸菌シロタ株

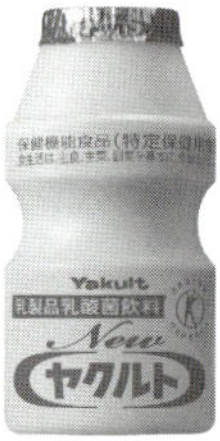

〈メーカー〉ヤクルト本社
〈金　額〉65ml　40円（税別）
※地域によって異なる

おなじみの味で
安心の特定保健用食品

乳酸菌シロタ株が1本あたり200億個含まれる特定保健用食品の乳酸菌飲料。生きた乳酸菌シロタ株が腸内まで到達し、おなかの調子を整えます。カロリーと甘さが気になる人には、「Newヤクルトカロリーハーフ」もおすすめです。

ダノンビオ ドリンクタイプ ファイバーイン 脂肪0プレーン・加糖

ビフィズス菌
BE80

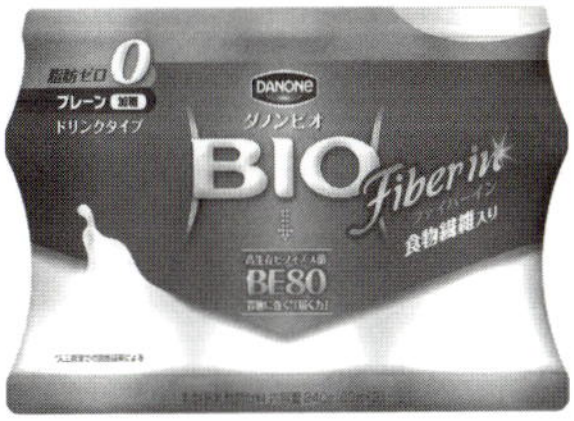

〈メーカー〉ダノンジャパン
〈金　額〉80g×3ボトル
オープン価格

高生存ビフィズス菌と食物繊維をドリンクで

生きて腸まで届く高生存ビフィズス菌ＢＥ80が配合されたドリンクタイプ。不足しがちな食物繊維がレタス約１／２個分も加えられ、手軽に摂取できるのが特長。プレーン、ブルーベリー、ラズベリーざくろの３種類を発売。

ダノンビオ プレーン・加糖

ビフィズス菌
BE80

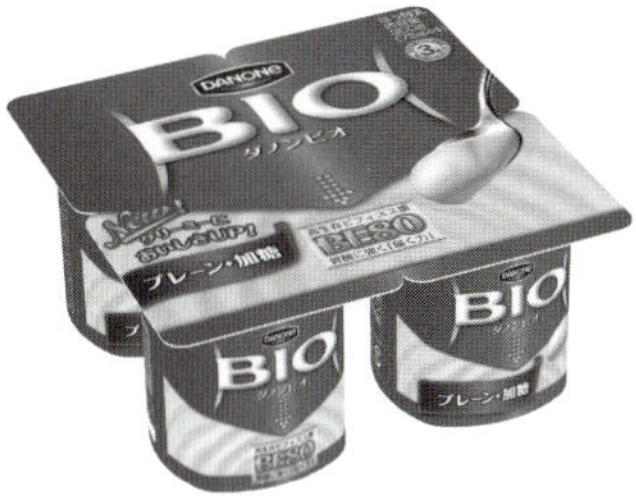

〈メーカー〉ダノンジャパン
〈金　額〉75g×4個　オープン価格

数多く腸まで届く高生存ビフィズス菌

４０００種類の菌の中から選ばれた高生存ビフィズス菌ＢＥ80を配合。発酵や冷却の方法にこだわったヨーグルトはクリーミーで、酸味と甘みのバランスが絶妙。バリエーション豊富なフルーツフレーバーも人気です。

ビヒダス BB536 プレーンヨーグルト

ロングム菌
BB536

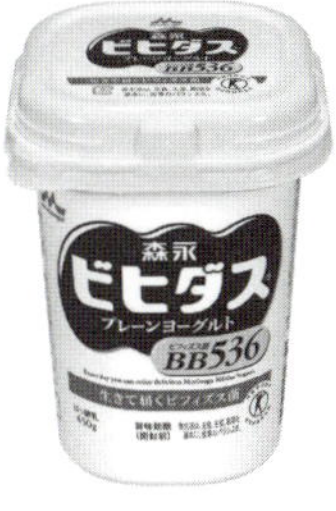

〈メーカー〉森永乳業
〈金　額〉450g　210円（税別）

大腸に生きたまま届くロングム菌ＢＢ５３６

ロングム菌ＢＢ５３６を配合した特定保健用食品。酸味が少なく、まろやかな味わいでおなかの調子を整えます。脂肪０や加糖タイプ、ブルーベリーやいちじくが入った１個80ｇ×４パックのラインアップがあります。

カスピ海ヨーグルト プレーン

クレモリス菌
FC株

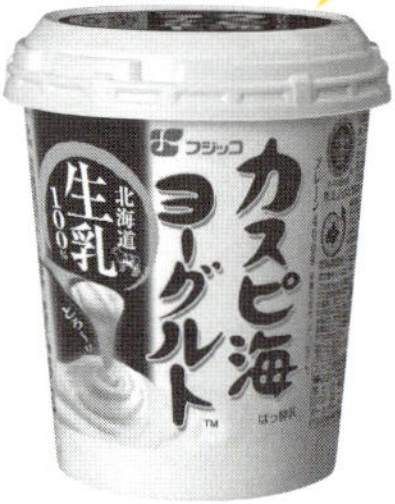

〈メーカー〉フジッコ
〈金　額〉400g　258円（税別）

とろっとした食感と
控えめの酸味でまろやか

クレモリス菌FC株と北海道の新鮮な生乳100%使用。独特の粘りがあり、とろっとなめらかな口あたり。酸味が少なくまろやかなので、そのまま何も加えなくてもおいしいのが特長。フルーツとの相性もよく、デザートにも最適。

たっぷりいちごヨーグルト

アシドフィルス
菌L-55株

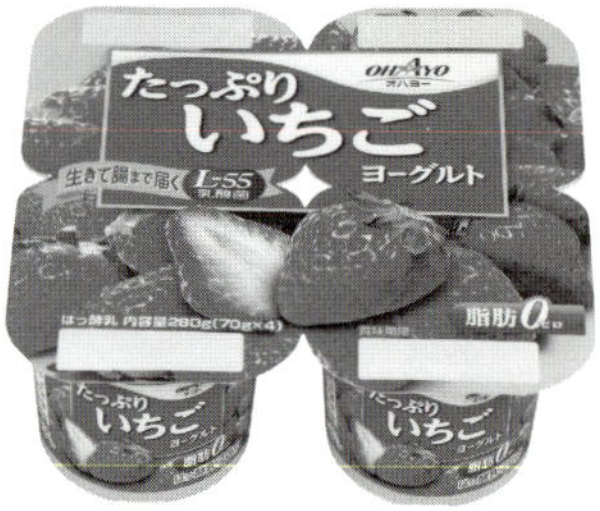

〈メーカー〉オハヨー乳業
〈金　額〉70g×4個　220円（税別）

フルーツの風味と食感で
食べやすく、満足感あり

アシドフィルス菌L-55株配合のフルーツヨーグルト。いちごの果肉がたっぷりで、甘酸っぱい味わいやつぶつぶ食感を楽しめます。脂肪0なのでカロリーが気になる人にもおすすめ。りんごなどの果肉入りもあります。

明治プロビオヨーグルト LG21

ガセリ菌
LG21

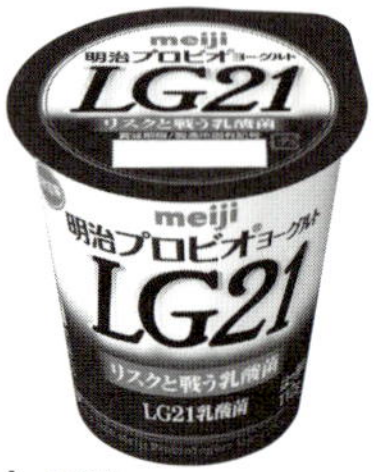

〈メーカー〉明治
〈金　額〉112g　希望小売価格126円（税別）

おなかにやさしく作用
甘さ控えめのさっぱり味

ガセリ菌LG21入りのおなかにやさしいヨーグルト。甘さ控えめで、さっぱりとした口あたりが特長です。低脂肪、砂糖0などのタイプはダイエット中の人にもおすすめ。ドリンクタイプは、いつでも手軽に飲めて便利です。

タカナシヨーグルト おなかへ GG!

ラムノーザス菌 LGG®

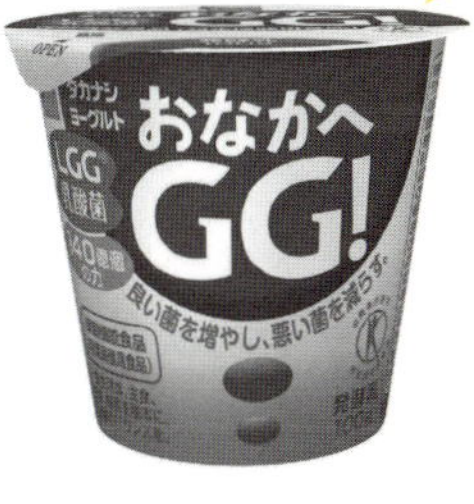

ラムノーザス菌ＬＧＧ®が含まれている特定保健用食品

ラムノーザス菌ＬＧＧ®を使用した特定保健用食品のヨーグルト。１００ｇ（１個あたり）に１４０億個以上含まれており、おなかの調子を整え、便秘を予防、解消します。飲むタイプのドリンクヨーグルトもあります。

〈メーカー〉タカナシ乳業
〈金　額〉100g　86円（税別）

おなかにおいしいヨーグルト

ビフィズス菌
ラクティス
LKM512

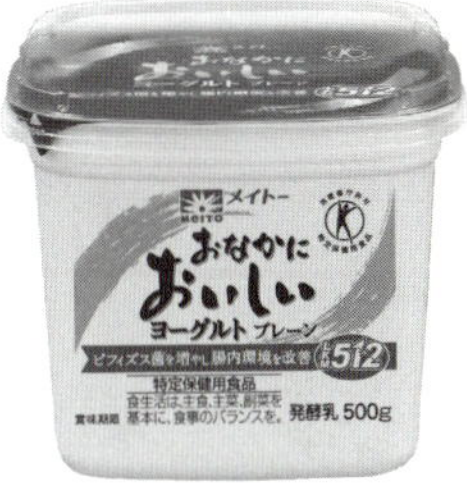

生存型ビフィズス菌配合 なめらかで食べやすい

１００gあたり30億個のビフィズス菌ＬＫＭ５１２を含んだ特定保健用食品。おなかの中のビフィズス菌を増殖させ、腸内環境を整えます。ヨーグルトがもともと持つ自然な味わいとなめらかな食感が特長。無糖なので後味さっぱりです。

〈メーカー〉協同乳業
〈金　額〉500g　250円（税別）

ヨーグルト三か条

一、ヨーグルトは 100 ～ 300g 摂取すべし！

一、毎日同じヨーグルトを 2 ～ 3 週間は継続すべし！

一、相性が合うものが見つかるまで、気長に取り組むべし！

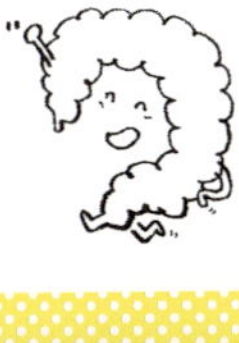

乳酸菌効果早見表

風邪、インフルエンザ感染予防	潰瘍性大腸炎緩和	胃がん予防	大腸がん予防	免疫力向上	便秘予防と解消	効果／菌名
○（A 型のみ）	×	×	×	×	○	ガセリ菌 SP 株
×	×	×	×	×	○	サーモフィラス菌
○	×	×	×	○	○	乳酸菌シロタ株
×	×	×	×	○	○	ビフィズス菌 SP 株
×	×	×	×	×	○	ビフィズス菌ビフィックス
×	×	×	×	○	○	フェカリス菌
×	×	×	×	○	○	ブルガリア菌
×	×	×	×	○	○	ブレービス菌ラブレ
×	×	×	×	×	○	ビフィズス菌 BE80
×	○	×	○	×	○（下痢予防）	ロンダム菌 BB536
○	×	×	×	○	○	クレモリス菌 FC 株
○	×	×	×	○	○	カゼイ菌 L-55
×	×	○	×	×	○	ガセリ菌 LG21
×	×	×	×	×	○	ラムノーザス菌 LGG®
○	×	×	×	×	○	ビフィズス菌ラクティス LMK512

○＝効果あり　×＝効果なし

コレステロール値低下	ダイエット	肌荒れ改善	花粉症軽減	過敏性腸症候群（IBS）の症状改善	アトピー性皮膚炎予防	食中毒予防	
○	○	×	×	×	×	×	
×	×	○	×	×	×	×	
×	×	×	×	×	×	×	
○	○	×	×	×	×	○	
×	×	×	×	×	×	×	
×	×	×	○	×	×	×	
×	×	×	×	×	×	×	
×	×	×	×	○	×	×	
×	×	×	×	×	×	×	
×	×	×	○	×	×	×	
×	×	○	×	×	○	×	
×	×	×	○	×	○	×	
×	×	×	×	×	×	×	
×	×	×	○	×	○	×	
×	×	×	×	×	×	×	

おわりに

現代の研究で乳酸菌、腸内細菌の謎が
多く紐解かれてきました。
そのおかげで、どうすればより健康になるのか、。
なぜ、健康でなくなってしまうのかが、
具体的にわかりはじめています。
これから、もっと研究は進歩していくでしょう。

どんなモノでも手に入れられる現代は、
意外に体を蝕みやすい環境といえます。
好きな食べ物を好きな時間にたくさん食べる。
とても幸せなことですね。
しかし、それを続けてしまうと
体は健康を保てません。

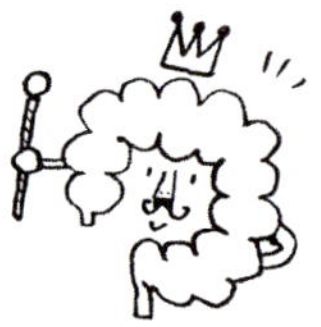

おわりに

乳酸菌を摂取することは、
健康に直結しているといっても
過言ではありません。
乳酸菌を毎日摂取すること。
それを続けるだけで、あなたの体は
劇的に変化するかもしれません。
食べて健康になる。これは、健康を保つうえで、
理想的な健康法です。
この本を読んだことで、「菌活」に
取り組んでもらえたら、大変うれしく思います。
最後まで読んで頂いた方々、
ありがとうございました。

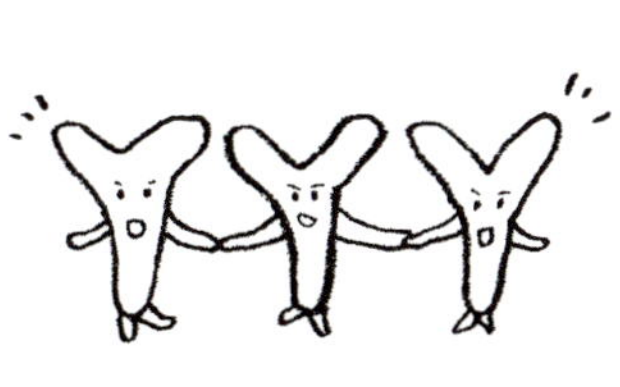

監修紹介
辨《べん》野《の》義《よし》己《み》

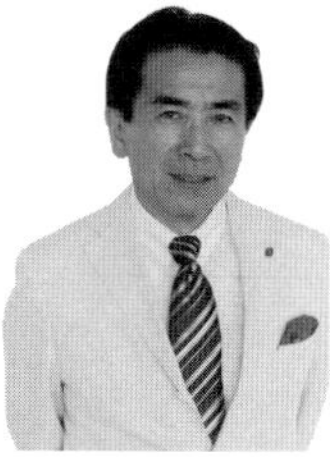

1948年生まれ。酪農学園大学獣医学科卒。東京農工大学大学院、独立行政法人理化学研究所イノベーション推進センター特別招聘研究員。農学博士。おもに腸内細菌・微生物分類の研究に取り組んでいる。DNA解析によって、腸内細菌を多数発見。「うんち博士」として、ビフィズス菌、乳酸菌の健康効果を推奨している。著書には、「大便通」（幻冬舎）、「一生医者いらずの菌活のはじめ方」（マイナビ）、「腸をダマせば身体はよくなる」（SBクリエイティブ）などがある。

編集　戸田竜也（スタジオダンク）
執筆協力　明道聡子（リブラ編集室）、
プー・新井、森田奈央（オフィスおさんぽ）
レシピ協力　若宮寿子
デザイン　森 紗登美、寺田朋子（スタジオダンク）
イラスト　内田コーイチロー、プー・新井

整腸だけじゃない！　知らなかった乳酸菌の力
菌活で病気の9割は防げる

2014年8月12日　初版第1刷発行

監修　辨《べん》野《の》義《よし》己《み》
発行者　村山秀夫
発行所　実業之日本社
〒104-8233
東京都中央区京橋3-7-5　京橋スクエア
〔編集部〕TEL.03-3535-3361
〔販売部〕TEL.03-3535-4441
http://www.j-n.co.jp/

印刷　大日本印刷株式会社
製本　株式会社ブックアート

ISBN978-4-408-02604-6